Schirner Verlag

Christine Arana Fader

Drachen und Drachenreiter

Begleitbuch zu den 43 Karten

Schirner Verlag

Wir verzichten auf das Einschweißen unserer Kartensets – **UNSERER UMWELT ZULIEBE!**

ISBN 978-3-8434-9198-3

Christine Arana Fader
Drachen und Drachenreiter

2. Auflage Juni 2023

Box, Karten & Begleitbuch: Anna Twele, Schirner,
unter Verwendung von Bildern von Elena Dudina sowie
115121050 (© vadim.ivanchin), # 1575424990
(© Somyk Volodymyr) und # 141232369 (© kaisorn),
www.shutterstock.com
Illustrationen: © Elena Dudina, www.elenadudina.com
Lektorat: Kerstin Noack-Zakel, Schirner
Printed & bound by: Ren Medien GmbH, Germany

www.schirner.com

INHALT

Willkommen in der Welt der Drachen und Drachenreiter

Drachen begleiten seit Anbeginn der Zeit Seelen, Götter und Göttinnen, Planeten und Engel. Warum das so ist, möchte ich dir kurz aus meinem Feld der Wahrheit heraus erklären, so, wie ich es von meinem Drachen gelernt habe.

Am Anfang, als das Universum erschaffen wurde, wurden ungeheuer hohe und mächtige Energien freigesetzt. Dies war der Moment, in dem die göttliche Quelle allen Seins erwachte. In diesem Moment gab es noch nichts, keine Engel, keine Seelen, keine Planeten. Den freigesetzten Energien schenkte die göttliche Quelle allen Seins aus purer Begeisterung heraus einen Geist. In diesem Augenblick wurden die Drachen als erste Wesen in unserem Universum geboren. Drachen sind reine energetische Wesen, so, wie alle Geschöpfe in ihrem wahren Sein reine, pure, wundervolle Energie sind. Auch du bist solch ein Wesen, du bist eine Seele, du bist ein reines, pures, multidimensionales göttliches Geschöpf.

Als dann die göttliche Quelle allen Seins die erste Seelenfamilie erschuf, war ihr Entzücken darüber so groß, dass sie jede dieser ersten Seelen mit je einem Drachen verschmolz. Seele und Drache als reine, pure, energetische Wesen wurden eins, und in ihnen wurde eine ganz besondere Magie erschaffen. Die göttliche Quelle allen Seins übertrug ihnen ein Amt: Sie sind die Hüter und Hüterinnen von allem, was ist. Als diese haben sie die Fähigkeit, in einer ganz besonders hohen Liebesenergie zu schwingen. Diese Liebesenergie kommt von den Drachen, denn sie besitzen das größte Herzzentrum, das es gibt.

Ja, auch energetische Wesen haben ein Herz, einen innersten göttlichen Kern, ein Zentrum. Ebenso hat deine Seele ein Herz: das Seelenherz. Während dein physisches Herz und dein Herz-Chakra vergehen werden und zur Erde zurückfließen, wenn du stirbst, ist dein Seelenherz unsterblich.

In diesem Kartenset wirst du Drachenreitern sowohl aus dem Feld der Seelen begegnen – dazu gehören die Elben und die Aufgestiegenen Meister und Meisterinnen –, als auch aus dem Feld der Götter und Göttinnen – dazu gehören Planeten, deren Geist zu einem Gott oder einer Göttin erhoben wurde –, und natürlich aus dem lichtvollen Feld der Engel.

Aufgestiegene Meister und Meisterinnen sind Seelen, die hier auf Erden die Dualität gemeistert haben. Sie haben durch die Meisterung ihrer letzten Inkarnation eine höhere Ebene erreicht und sind zu Lichtwesen geworden. Als lichtvolle Lehrer und Lehrerinnen stellen sie uns ihre Fähigkeiten zur Verfügung und stehen uns auf unterschiedliche Weise zur Seite. Weil sie selbst einst als Menschen gelebt haben, können die Aufgestiegenen Meister und Meisterinnen menschliche Belange sehr gut verstehen und uns auf allen Ebenen unterstützen. Sie haben alle Themen, die uns im Laufe eines Lebens begegnen können, bereits kennengelernt und aufgelöst.

Elben sind ebenfalls Seelen und bitte nicht zu verwechseln mit Elfen und Feen. Elben sind wie wir Menschen inkarnierte Seelen in einem materiellen Körper. Elfen und Feen hingegen sind Naturwesen, die mit uns zusammen hier auf Erden existieren. Elben leben nicht mehr hier auf der Erde, sondern auf anderen Planeten. Sie nehmen über Telepathie Kontakt zu uns auf, begegnen uns in Meditationen und Trancereisen. Sie wollen uns helfen, denn sie leben die 5. Dimension und streben bereits nach Höherem. Aber alles ist mit allem verbunden, und so geht es für sie jetzt darum, das Volk der Menschen einen Schritt weiterzubringen, denn nur dann können andere Völker weiter aufsteigen.

Engel sind reine energetische Wesen, doch auch sie können inkarnieren. Der Unterschied zu den Seelen ist, dass Seelen selbst entscheiden, wann und wo sie inkarnieren wollen. Engel hingegen brauchen einen Impuls aus der göttlichen Quelle allen Seins, um dies zu tun. Man kann sagen, Gott schickt die Engel auf Erden – damit sie uns helfen.

Nun kommen wir zu den **Göttern, Göttinnen und Planeten.** Alle Götter oder Göttinnen, die wir kennen, zum Beispiel Odin, Isis, Zeus, Venus usw., wurden von inkarnierten Seelen erschaffen. Diese Seelen sind sehr viel älter als die Gottheiten selbst. Viele Götter und Göttinnen gibt es nicht mehr, weil die Völker, die sie einst erschaffen und angebetet haben, nicht mehr existieren. Wenn eine Gottheit nicht mehr angebetet wird, verblasst sie und verliert ihre Macht. Doch wir haben hier auf Erden immer noch sehr mächtige Götter und Göttinnen, die für unsere Entwicklung wichtig sein können. Deswegen möchte ich dich bitten, ab und an einen bzw. eine dieser Götter und Göttinnen in deinen Gebeten oder Ritualen anzurufen. Sie sind weiterhin präsent, uns sehr nah und überaus einflussreich, wenn ihnen Energie geschenkt wird. Denke daran, auch sie sind energetische Felder. Wie wir wissen, können solche Felder auch Negatives bewirken wie Stürme und Erdbeben. Jedoch werden diese Anteile kaum noch genährt, da nur wenige Menschen die Felder der Götter und Göttinnen zu diesem Zweck anrufen. Eine Bewusstseinserweiterung hat stattgefunden. Als Menschen der Neuen Zeit rufen wir keine Kriegsgottheit, um den Nachbarn oder die Nachbarin zu vernichten, sondern dann, wenn wir selbst Schutz oder Transformation brauchen. Was uns ein Kriegsgott oder eine Kriegsgöttin darüber hinaus geben kann, sind Mut, Kraft, Kampfgeist, Durchhaltevermögen, Klarheit, Balance und strategisches Denken.

Zudem besitzt jeder Planet und jeder Stern einen Geist, und manche dieser Geistwesen haben sich mit einem Drachen verbunden. Dank dieser besonderen energetischen Verbindung tragen die Planeten und Sterne nicht nur ihre individuellen Frequenzen, Klänge und Eigenschaften zu uns, sondern auch eine lichtvolle Magie, eine lichtvolle Macht und Mut. Einige Planeten wurden durch Anbetung und aufgrund ihrer besonderen Eigenschaften zu Göttern und Göttinnen erhoben und stehen uns hilfreich zur Seite.

Die Namen der Drachen

Ich stelle in diesem Kartenset alle Drachen und Drachenreiter bzw. Drachenreiterinnen mit Namen vor. Die wahren Namen der Drachen können Menschen jedoch nicht aussprechen, denn sie sind eine sehr mächtige Matrix, in der das ganze ursprüngliche Potenzial der Drachen liegt. Diese Matrix ist pure Macht. Sie beinhaltet Zahlen, Buchstaben, Töne, Symbole und Farben. Selbst wenn ein Mensch sie lesen könnte, würde er dafür Jahre brauchen.

Mein Drache zeigte mir einmal seine Matrix. Sie floss an meinem inneren Auge vorbei, eine scheinbar endlose Aneinanderreihung von Zahlen, Farben, Tönen, Symbolen, Buchstaben, Hieroglyphen, Runen, Schwingungen und vielem mehr. Ich erkannte auch Schwingungen von Pflanzen und feine Verästelungen, die einige der Matrixbestandteile tiefer miteinander verbanden als andere. Nach einigen Minuten schüttelte ich das Bild ab, denn ich begriff, dass ich es nicht verstehen würde. Die Namen, die in diesem Kartenset für die Drachen verwendet werden, sind so etwas wie ihre Rufnamen, deren Bedeutungen einen wichtigen Wesensteil der Drachen ausmachen. Deswegen lasse diese Namen ruhig einen Moment in dir schwingen, und fühle sie.

Ein paar Worte zu den Kartenmotiven ...

Du hast nun erfahren, dass wir alle pure, reine energetische Wesen sind. Die inkarnierten Seelen hier auf Erden haben jetzt eine physische Form, ein Gesicht, Augen usw., das haben die Drachen, die Aufgestiegenen Meister und Meisterinnen, die Engel sowie Götter und Göttinnen nicht. Aber wir brauchen eine Form, ein Gesicht und Augen, um eine Beziehung aufbauen zu können. Nur wenn wir mit diesen Wesen eine Verbindung eingehen und beginnen, sie zu lieben, werden wir für sie unser Sein sowie jene lichtvollen Pforten öffnen, durch die sie hindurchschreiten können, um uns zu unterstützen. Diese Portale befinden sich in unseren Herzen, und ihr Schlüssel ist die Liebe.

Ich beispielsweise liebe Merlin über alles, er erfüllt mein Herz, sodass es fast bei jedem Gedanken an ihn überlaufen möchte. Nur so konnte ich tiefen Kontakt zu ihm herstellen und das Buch »Gespräch mit Merlin« schreiben.

Alle Wesen auf den Karten haben einen Körper, ein Gesicht, Augen und Farben, um den Kontakt für dich zu erleichtern. Aber denke daran: Das ist nicht die Wahrheit. Drache und Reiter bzw. Reiterin sind reine, pure, multidimensionale Wesen, erschaffen aus Licht, Farbfrequenzen, Klängen, Magie und vielem mehr. Auch

die Größe der Drachen ist nicht wahrheitsgetreu. Eigentlich hätten wir die Drachen mindestens zehnmal größer darstellen müssen als die Drachenreiter, aber wir haben sie dem Format der Karte und der Größe des jeweiligen Begleiters bzw. der Begleiterin angepasst.
In diesem Kartenset lernst du einige Drachen und Drachenreiter bzw. Drachenreiterinnen kennen, die nur darauf warten, dass du die Pforte für sie öffnest. Also sei wachsam, und begegne jeder Karte mit Liebe.

Bist du auch ein Drachenreiter, eine Drachenreiterin?

Es besteht die Möglichkeit, dass auch du ein Drachenreiter, eine Drachenreiterin bist. Ich würde sogar behaupten, jeder, den dieses Kartenset im Herzen erreicht, ist dem Ruf des eigenen Drachen gefolgt.
Du kannst deinem Drachen in einer Meditation begegnen, beim Joggen, beim Yoga, beim Fensterputzen oder des Nachts im Traum. Du kannst aber auch bewusst eine Trancereise machen, um deinem Drachen zu begegnen.
Den eigenen Drachen wahrzunehmen und ihn zu spüren, ist wunderbar, aber zu wissen, was er bedeutet und was in der Verbindung mit ihm noch auf dich wartet, ist unbeschreiblich schön.

In meinem Online-Shop gibt es einen Drachen-Basisworkshop, dort erwarten dich Trancereisen, die dich zu deinem Drachen führen und dich mit ihm verschmelzen lassen. Du erfährst, was der Drache ist, was er symbolisiert und was das für dich und dein Leben bedeutet und vieles mehr. Schaue gern einmal rein, und spüre, ob du noch tiefer in diese Thematik einsteigen möchtest: www.goldkamille-shop.de

Zum Umgang mit den Karten

Mische die Karten vor deinem Herzen, und konzentriere dich auf das Jetzt. Stelle dir dabei vor, wie du rosa Licht in dein Herz atmest. Sieh mit festem Blick auf deine Hände. Beobachte, wie sie die Karten mischen, lasse dich nicht ablenken. Stelle keine Frage, versuche, nicht zu denken, sondern konzentriere dich auf das Sein, auf deinen Atem. Gehe mit all deiner Energie nach innen, in die Mitte deines Herzens. Dann ziehe eine Karte, und lasse dich von dem Bild und der Botschaft berühren, leiten und inspirieren. In einem einzigen Augenblick kann vieles geschehen. Sei also offen, wenn du die Karte anschaust. Nimm dir Zeit, um mit ihr zu verschmelzen, mit den Farben, mit dem Drachenreiter oder der Drachenreiterin, mit dem Drachen. In allem, was du siehst, liegt die Möglichkeit des Erwachens verborgen, mehr, als du es erahnen kannst. Dann schlage im Begleitbuch nach. Hier findest du Hintergrundinformationen sowie eine ausführliche Botschaft des Drachenreiters bzw. der Drachenreiterin und seines bzw. ihres Drachen.

Aber fühle dich bitte absolut frei, intuitiv mit den Karten zu arbeiten. Wenn du möchtest, mache Legungen, die dir bekannt sind, und stelle Fragen. Arbeite mit den Karten so, wie du es gewohnt bist.

Die Katzen-Joker

In diesem Kartenset befinden sich zwei »Joker« – natürlich auf den Positionen magischer Zahlen, Karte 7 und Karte 13.

Ziehst du einen dieser Joker, sei sehr aufmerksam, und mache das Ritual. Der Joker wird dich auf einen Bewusstseinssprung vorbereiten. Er ist ein Hinweis darauf, dass sich auf dem Weg deiner Seele jetzt bedeutende Möglichkeiten zeigen. Der Joker kommt dann zu dir, wenn sich lichtvolle Pforten für dich öffnen und dich mit einer einweihenden Energie überschütten wollen.

Warum die Katze? Nun, sowohl Katzen als auch Drachen sind magische Wesen, und auch sonst sind sie sich sehr ähnlich. Sie haben die gleichen Augen, und sie können beide super schmusen und kuscheln, sind aber auch unerbittliche Kämpfer. Beide Wesen verlassen dich, wenn du nicht dem Weg deiner Seele folgst, wenn du dich selbst sabotierst, verletzt und/oder ständig in niederen Energien schwingst. Sie tun dies nicht, um dich zu verletzen, sondern, weil sie dich so sehr lieben, dass sie es auf Dauer nicht aushalten, mitanzusehen, wie du selbstzerstörerische Energien in dir nährst. Katzen und Drachen lehren dich das Meditieren, sie sind Meister darin. Beide Wesen tun sehr viel dafür, dass du dem Weg deiner Seele folgst. Und beide sind so etwas wie ein Verbindungsglied zwischen dieser und der Geistigen Welt. Darum die Katze als Joker.

Entscheide vor dem Benutzen der Karten immer, ob du die Joker im Kartenset belassen möchtest oder ob du diese beiden Karten aus dem Stapel herausnimmst, zum Beispiel, weil du das Katzen-Joker-Ritual bereits machst und lieber noch eine Botschaft erhalten möchtest.

Die Karten

CERES & BOND

1

Hintergrundinformation

Der Zwergplanet Ceres ist das größte Objekt im Asteroidengürtel zwischen Mars und Jupiter und der einzige Zwergplanet im inneren Sonnensystem. Ceres macht fast ein Drittel der Gesamtmasse des Asteroidengürtels aus, ist aber immer noch viel kleiner als der Erdmond. Der Zwergplanet ist mit Kratern übersät und enthält große Mengen Eis bzw. gefrorenes Wasser im Untergrund. Genau das macht Ceres so außergewöhnlich, denn Wasser gilt bekanntlich als Grundvoraussetzung für das Entstehen von Leben, wie wir es kennen. Nur da, wo es Wasser gibt, können Fruchtbarkeit und Fülle sein. Darüber hinaus ist Wasser das Element der Gefühle und Emotionen, und ohne es kann es weder Glück noch Reichtum geben. Ceres zählt auch zu den römischen Göttinnen, sie steht für Fruchtbarkeit und reiche Ernte, und sie wird als Tochter des Saturn angesehen.

Botschaft von Ceres

»Nimm die Karte an dein Herz, schließe einen Moment deine Augen, und höre meine Stimme. Ich bin hoher Geist und Göttin zugleich, spüre jetzt meine Präsenz.

Ich bin in diesem Augenblick bei dir und segne dich mit dem Licht von Freude, Glück und Fülle. Werde dir all deiner Möglichkeiten bewusst. Die Freude, die ich dir schenke, transformiert all deine Ängste und wird dich befreien. Lächle, atme gelbes Licht durch deinen Körper, und erkenne, dass die Zeit der Ernte für dich angebrochen ist. Richte deinen Blick auf die Fülle, die dich umgibt, und fange an, sie zu genießen und zu teilen. Feiere dein ganz persönliches ›Erntedankfest‹, um ein Zeichen zu setzen, damit jeder erfährt, dass du bereit für die Ernte bist. Sei bereit, und sei empfänglich.«

Ceres als Göttin und hohes Geistwesen eines Planeten hat sich mit dem Energiefeld eines Drachen verbunden, dieser Drache trägt den Namen Bond.

Botschaft von Bond

»Schließe deine Augen, und tritt unter meine Flügel. Ich schenke dir ein kraftvolles Licht, das all deine Visionen und Projekte zum Erfolg führen wird. Die Zeit der Unklarheit und Verwirrung endet jetzt. Klarheit wird dir geschenkt. Lasse meine Energie durch deine Blutbahnen strömen, und spüre die Energie deines befreiten Willens. Jetzt ist die Zeit der Ernte. Jetzt ist die Zeit der Freude und des Lachens.«

KUAN YIN & SUSURI

2

Hintergrundinformation

Kuan Yin wird in sehr vielen Ländern hoch verehrt. Sie ist eine Aufgestiegene Meisterin und bringt uns Vergebung und Transformation. Darüber hinaus schenkt sie den Menschen Trost und Hoffnung. Kuan Yin lehrt uns, Güte, Vergebung, Mitgefühl, Barmherzigkeit und Liebe in die Welt zu bringen. Als sich ihre Verehrung vom östlichen Raum aus über die ganze Welt verbreitete, wuchs ihr Licht, und sie wurde zur Göttin der Barmherzigkeit. Sie trägt auch den Namen Kuan Shih Yin, was übersetzt etwa »Die Rufe der Welt hören« bedeutet, denn sie erkennt das Flehen und die Wünsche dieser Welt.

Botschaft von Kuan Yin

»Folge meinen Lehren, und lerne, zu lieben, ohne etwas zu erwarten. Auf diesem Weg wirst du ungeahnten Reichtum in dir selbst entdecken. Gib auf das Wertvollste acht, was du hast: dein Herz. Lasse es hell erstrahlen. Je weiter du deine Herzenergie ausdehnst und je mehr es im rosa Licht erstrahlt, desto weniger verwundbar ist es. Nur ein kleines, zusammengezogenes Herz bietet eine Angriffsfläche. Beginne jetzt, dein Herz weit werden zu lassen, atme die rosa Energie meines Drachen tief in es hinein, und sprich dabei meinen Namen. Dehne dieses rosa Leuchten weit über deine Körper hinaus aus, und ein Wunder wird geschehen. Vielleicht nicht gleich, vielleicht braucht es ein wenig Zeit, um sich auf den Weg zu dir zu machen. Glaube an mich, und vertraue meinen Worten.«

Kuan Yin ist mit einer wundervollen Drachendame verschmolzen, ihr Name lautet Susuri.

Botschaft von Susuri

»Lasse dich von mir und meinem Licht der göttlichen Liebe umhüllen. Erlaube mir, tief in dein Sein einzudringen, um dich von innen heraus auszudehnen und deine inneren Ketten zu zersprengen. Nimm hierfür die Karte an dein Herz, und spüre, wie ich mit meinen Klängen in deinem Inneren wirke. Arbeite in den nächsten Tagen mit dieser Affirmation: ›Ich bin die göttliche Liebe in Tätigkeit auf Erden.‹«

LYAMAH & PUSCHEL

3

Hintergrundinformation

Lyamah ist eine Heilerin und weise Frau aus dem Reich der Elben. Sie wurde von der großartigen Airmed in der magischen elbischen Heilkunst ausgebildet. Sie hat ein fröhliches Naturell und eine wunderschöne Stimme – wenn sie singt, verstummen sogar die Vögel, um ihr zu lauschen. Lyamah hat sich bereit erklärt, sich und ihre Heilkunst in den Dienst der Menschheit zu stellen, denn sie hat erkannt, dass wir Heilung dringend brauchen, vor allem, wenn es um erlebte Traumata geht.

Botschaft von Lyamah

»Höre damit auf, dir Sorgenfalten auf deiner Stirn zu erschaffen. Beginne, zu erkennen, dass du der Schöpfer, die Schöpferin dieser Sorgen bist. Alles, was dich plagt, erschaffst du selbst – mit deinen Gedanken und Worten. Schließe deine Augen, und stelle dir vor, wie wir beide auf einer wunderschönen Blumenwiese im warmen Licht der Sonne beisammenstehen. Spüre, wie ich dich an beiden Händen nehme und wir zusammen tanzen und lachen. Dies ist deine Übung für die nächsten Tage: Tanze mit mir. Lasse dazu gern schöne Musik laufen, ich freue mich schon riesig darauf. Ich lehre dich mit diesem Tanz Gelassenheit und Geschmeidigkeit auf allen Ebenen deines Seins, dadurch wirst du in all den kommenden und vielleicht herausfordernden Lebenslagen flexibel und beweglich sein. Diese neu gewonnene Flexibilität wird dich auf einen siegreichen Pfad leiten.«

Lyamah ist seit der Erschaffung ihrer Seele mit einem Drachen verbunden, sein Name ist Puschel.

Botschaft von Puschel

»Lasse nicht zu, dass dich das Leben in eine Ecke drängt, in der du dich nicht mehr bewegen kannst. Lebe frei und selbstbestimmt. Schiebe nicht mehr auf, was erledigt werden will. Wer Klarheit über den eigenen Lebensweg erlangen und in sich tragen möchte, sollte sich vom Aufschieben verabschieden. Denn alles, was du aufschiebst, macht dich unbeweglich. Und so frage ich dich: Bist du bereit, dein Leben schön und freudvoll zu gestalten? Wir helfen dir, Lyamah und ich, wenn du es uns erlaubst. Meditiere mit uns, und erledige dann alle Dinge, die erledigt werden müssen – ohne Stress, nach und nach, jeden Tag ein Stück. Das Leben ist schön, wenn du flexibel bist.«

ERIU & LOTOS

4

Hintergrundinformation

Eriu ist eine Prinzessin, mächtige Kriegerin und Gelehrte. Ihr Wissen über die Energien, die die Welten mit ihren Wesen lenken, ist sehr groß – und auch die Macht der Magie, die durch Eriu fließt. Ihr mächtiges Schwert wurde von der Hohepriesterin Artanis geweiht. Eriu hat einen klaren, brillanten Verstand, niemand kann ihr etwas vormachen.

Botschaft von Eriu

»Begreife dich als einen Teil des Unvergänglichen, von dem du nie getrennt sein und in dem du eines Tages wie eine strahlende Sonne wieder aufgehen wirst. Sieh die Welle, sie ist niemals vom Meer getrennt, so, wie du nie von der göttlichen Quelle allen Seins getrennt sein wirst. Ebenso wie die Welle wieder eins mit dem Meer wird, wenn sie bricht, wird sich auch dein Ich auflösen und erneut eins werden mit dem Feld, das in Wahrheit dein Zuhause ist. Dein Ich ist sterblich, aber dein Sein nicht. Lasse das kleine Ichbewusstsein los, und erkenne dein Überbewusstsein an, dann wird die Wahrheit in dir erwachen. Die Zeit der Antworten ist da und löst die Zeit der Fragen ab. Richte von nun an deine Fragen immer erst nach innen. Befreie dich von Manipulation, und lebe deine Wahrheit.«

Eriu ist seit der Erschaffung ihrer Seele mit einer Drachendame verbunden, ihr Name ist Lotos.

Botschaft von Lotos
»Vermeide die Sackgassen der Vergangenheit. Höre auf, Altes immer wieder neu zu beleben, indem du darüber sprichst. Dies blockiert das Feld deiner Kreativität, die du brauchst, um dein Leben schön zu gestalten. Das Feld der Kreativität in dir braucht das Licht der Gegenwart, die Schwingung des Neuen und die Bereitschaft, mutige Entscheidungen im Jetzt zu treffen. Dazu ist es erforderlich, im Jetzt zu sein. Dann öffnen sich jene lichtvollen Pforten, die Wunderbares und Geheimnisvolles zu dir strömen lassen.«

ARTANIS & ÄARIS'LU

5

Hintergrundinformation

Artanis ist die Hohepriesterin aller Elben. Sie ist weise, wissend und eine außergewöhnliche Persönlichkeit. Dank der einzigartigen Energie ihres Drachen und durch ihre extrem tiefe Verbundenheit mit ihm ist Artanis in der Lage, bewusst den Körper zu wechseln. Sie spürt, wenn sich ihre Lebenszeit dem Ende zuneigt. Dann sucht sie nach geeigneten Eltern und bringt so viel Magie auf, dass ihre Seele von ihrem Körper in das eben befruchtete Ei ihrer zukünftigen Mutter wechselt. Artanis dient mit ihrem ganzen Sein den Seelen in allen Welten, in allen Zeiten und in allen Dimensionen.

Botschaft von Artanis

»Du hast das Prinzip des Empfangens noch nicht in der Tiefe verinnerlicht. Das bedeutet, du bist für die Wunder, die auf dich warten, noch nicht offen. Für wahre Empfänglichkeit ist es notwendig, zu vertrauen und sich dem Fluss des Lebens hinzugeben. Nur durch Hingabe wirst du in die Zeiträume, also in die Zeit und an den Ort, gelangen, die Wunder für dich bereithalten.

Wenn du mit Ego und Verstand zu viel Einfluss auf deinen Weg nimmst, wirst du dich in anderen Zeiträumen wiederfinden, in Zeiträumen ohne Wunder. Jeder Gedanke, jedes Wort, jede Entscheidung nimmt Einfluss auf deinen Weg und verändert ihn. Deswegen folge deinem Herzen, mache stets das, was sich gut anfühlt und leicht ist. Dein Verstand kennt den Weg deiner Seele nicht, dein Herz hingegen schon.«

Seit der Erschaffung ihrer Seele ist Artanis mit einem Kupferdrachen verbunden, sein Name lautet Äaris'Lu und bedeutet »Kupferlicht«.

Botschaft von Äaris'Lu

»Übe dich darin, die Dinge geschehen zu lassen, statt voreilig Einfluss darauf zu nehmen. Vertraue mir und Artanis, wir führen dich in die Bereitschaft, dich von der Geistigen Welt vollkommen führen zu lassen. Wir lehren dich, den rechten Augenblick abzuwarten und zu erkennen, wann du den Impulsen von außen folgen solltest. Wisse, alles hat seine Zeit, vertraue der Stimme deines Herzens.«

METATRON & ESTANIA

6

Hintergrundinformation

Metatron gehört neben Gabriel, Raphael, Chamuel, Jophiel, Zadkiel, Uriel und Michael zu den Erzengeln. Er wird als »Engelsfürst« und als »König der Engel« beschrieben. Er ist der höchste Engel und das höchstrangige Mitglied der himmlischen Hierarchie nach der göttlichen Quelle allen Seins, sofern man überhaupt von einer Hierarchie sprechen kann. Er gilt als »Statthalter des Himmels«, als Engel des Anfangs und des Endes. Metatron war einige Male auf der Erde inkarniert, zum Beispiel als Prophet Henoch. Er hat viele Beinamen wie »Gottes Auge«, »rechte Hand Gottes«, »der, der hinter Gottes Thron steht«, »Wächter von Gottes Thron« und »Gegenwart Gottes«. Einst wurde Metatron ein heiliges und sehr mächtiges Schwert übergeben: das Schwert Myrthrial. Es trägt eine öffnende und stabilisierende Schwingung in sich.

Botschaft von Metatron

»Nun ist für dich die Zeit angebrochen, nur noch aus deiner eigenen Kraft zu schöpfen und von deiner eigenen Energie zu leben. Unaufrichtigkeit verbraucht mehr wertvolle Energie und Lebenskraft, als du dir vorstellen kannst. Wer unaufrichtig ist, braucht daher Energie von anderen Wesen. Er raubt sie ihnen und kettet sich selbst in Feldern niederer Energie fest. Kläre deinen Geist, und löse all diese Verstrickungen auf. Lebe fortan in vollkommener Aufrichtigkeit, besonders dir selbst gegenüber. Frage dich, was du wirklich willst. Der rechte Zeitpunkt ist gekommen, innere Ketten zu sprengen – Ketten, die dich in alten Mustern gefangen halten. Die Zeit für ein furchtloses Leben beginnt jetzt.«

Metatron wurde von der göttlichen Quelle allen Seins mit der kriegerischen Drachendame Estania verbunden. Estania ist ein silberner Drache, und sie trägt eine tiefe Verbundenheit zu Avalon in ihrem Herzen.

Botschaft von Estania

»Ich bin da, ich halte dich und führe dich ein Stück auf deinem Weg. Ich stelle mich zwischen dich und deine alten Muster. Rufe mich für eine gewisse Zeit in dein Leben, wir, Metatron und ich, können dich befreien. Es ist jetzt wichtig, dass deine Kraft und deine göttliche Willensstärke erwachen. Was du dafür brauchst, sind Übungen und unsere hohen Energien.«

Anmerkung: Entscheide selbst, welche Übungen für dich gut und richtig sind, um alte Muster und Blockaden loszulassen, zum Beispiel die Arbeit mit dem Chakrasystem. Hast du diese Karte gezogen, empfiehlt es sich, mit Estania zu arbeiten. Baue eine Beziehung zu ihr auf, rufe sie in dein Leben, und visualisiere sie. Sie wird da sein, und Energien werden fließen.

KATZEN-JOKER

7

Hintergrundinformation

Dieser Joker ist mit der Schwingung der magischen Zahl 7 und der Rune Gebo verbunden. Es ist jetzt der Moment gekommen, aktiv etwas zu deinem Schicksal beizutragen. Du stehst an einem Scheidepunkt: Welchen Weg wirst du wählen?

Dieser Joker leitet dich auf den lichtvollen Pfad deiner Bestimmung, nimm ihn ernst, und mache das Ritual.

Du sollst verstehen, was Selbstopfer bedeutet. Nur auf dem Weg der Selbstopferung erfährst du wahre Transformation. Nichts bleibt, wie es ist. Wer sich und sein Leben verändern will, wird sein altes Sein aufgeben müssen, das ist das nötige Opfer, das es zu erbringen gilt. An diesem Punkt deines Lebens ist es mehr als notwendig, wenn du auf dem Pfad deiner Seele weiterkommen willst.

Mache das folgende Ritual über sieben Tage täglich zur gleichen Zeit.

Das Ritual

Ziehe in Gedanken einen blauen Schutzkreis um dich herum, oder atme blaues Licht in deine Aura.

Zeichne mit deiner rechten Hand (Linkshänder benutzen die linke Hand) oder mit einem Ritualdolch ein Pentagramm vor dich in die Luft. Beginne oben an der Spitze, und gehe dann im Uhrzeigersinn weiter. Zeichne die Linien vor dich in die Luft, als wären sie aus Licht. Zum Üben kannst du mit dem Finger den Linien auf der Abbildung folgen, so, wie es die Pfeile und Zahlen auf der Abbildung anzeigen.

Dann sprich laut den magischen Spruch:

»Mit diesem Ruf und meiner Bitte
erschaffe ich die Kraft der Mitte.
Mit der Macht der Magie und mithilfe
der Geistigen Welt entfessle ich meine unbändige,
strahlende magische Kraft.
Möge sie mich von nun an neue Wege und neue
Möglichkeiten klar und deutlich erkennen lassen.

Das strahlende Licht meiner göttlichen Magie erhellt
alle Schatten und Hindernisse auf meinem Weg.
Ich bin bereit, diese zu erkennen,
ich bin bereit, die Wahrheit anzunehmen,
denn jetzt ist der Augenblick für leichte und
strahlende Pfade gekommen.
Ich lade das Licht der höchsten Transformation ein.
Ich bin bereit, mein altes Sein hinzugeben,
um in einem ungeahnt kraftvollen Licht
neu zu erstrahlen.
Ich werde über mich hinauswachsen
und dem Weg der Glückseligkeit folgen,
zum Wohle aller Wesen in allen Welten,
in allen Zeiten und in allen Dimensionen.
Dies ist mein Zauber.
So soll es sein!«

Die Katze und die 7 bedeuten, dass du jetzt nur der Magie des Herzens vertrauen sollst. Dir wird ein Licht geschenkt, das dich tief mit dem Mysterium des Lebens verbindet. Noch mehr als sonst sollst du deinen Weg in den nächsten Tagen mit Liebe füllen. Liebe jeden Moment, liebe alles und jeden, und du wirst selbst zur Magie deines Herzens werden. Die 7 bringt dich auf neue Pfade.

AIRMED & MATHILDE

8

Hintergrundinformation

Airmed ist die größte Heilerin in diesem Universum. Sie ist eine überaus liebevolle und humorvolle Elbenfrau. Ihr Vater Dian Cecht und ihre beiden Brüder Miach und Ormiach sind ebenfalls bedeutende Heiler aus dem Volk der Elben. Airmed ist eine Reisende und stets bemüht, ihr Wissen über Heilung zu erweitern. Sie ist überall in unserem Universum unterwegs, um Neues zu erlernen. Airmed ist den Menschen sehr zugetan, sie pflegt diese Freundschaften und ist immer für uns da. Am besten kann man Airmed an heiligen Orten spüren und ihr begegnen, zum Beispiel in Steinkreisen, in Waldkapellen und an Heilquellen.

Botschaft von Airmed

»Meine Freundin, mein Freund, auch wenn du dich vielleicht nicht daran erinnerst, weil du bei deiner Geburt durch den Schleier des Vergessens gegangen bist, wir kennen uns gut, wir sind alte Freunde. Durch viele Inkarnationen hindurch sind wir uns immer wieder begegnet. Und nun sehe ich, dass dein Energieniveau zu niedrig ist. Das führt dazu, dass du in der Klarheit deiner

Entscheidungen beeinträchtigt bist. Was du brauchst, ist Erholung. Mein Rat: Sammle deine Kräfte in der Natur, und erlaube mir, dir zu helfen. Rufe mich, und meditiere an einem heiligen Ort, ich werde dort sein. Iss viel mehr Kräuter und Wurzeln, sie werden dir eine hohe Energie schenken. Das ist es, was du brauchst.«

Seit der Erschaffung ihrer Seele wird Airmed von einer olivgrünen Drachendame begleitet. Airmed ruft sie liebevoll Mathilde. Dieser Drache ist die Ruhe selbst.

Botschaft von Mathilde

»Es gibt Tage der Kraft und der Ausdauer, und es gibt Tage der Ruhe und der Regeneration, an denen wir auftanken können. Lerne, dich besser zu spüren, und höre auf die Stimme deines inneren Heilers. Tue nicht länger so, als gäbe es diesen nicht. Dieser innere Aspekt spricht ständig zu dir, du willst ihn vielleicht gerade nicht hören, aber das ist ganz und gar nicht weise.«

MICHAEL & SOIAS'DEA

9

Hintergrundinformation

Erzengel Michael wird auch »Prinz des Lichts« genannt. Kaum ein Engel war so oft und in so vielen unterschiedlichen Welten, Zeiten und Dimensionen inkarniert wie Michael. Eine seiner Inkarnationen war König Artus, und viele von euch sind ihm in jener Zeit begegnet. Diesem Engel wurde, lange bevor es die Erde gab, das heilige Schwert Excalibur übergeben. Michael legt alle Täuschung offen und bringt die Wahrheit ans Licht. Er ist der Engel, der dich bei dem Prozess der Gedankenhygiene am effektivsten unterstützt.

Botschaft von Michael

»Kläre deine Gedanken, und kläre deinen Geist. Atme durch, und gehe weiter. Gib nicht auf, der Weg ist für jeden holprig. Vermeide Selbstmitleid, stattdessen bleibe in deiner Mitte, und beobachte dich selbst. Ich bin für dich da. Komme in deinen Meditationen zu mir, und bitte mich, das Heilige Schwert zur Öffnung und Reinigung deines Kronenchakras einzusetzen. Ich werde dieses befreien, wie es kein anderer kann. Deine neu gewonnene Klarheit wird dir den nötigen Antrieb für all deine Visionen geben.«

Michael wird von der überaus kraftvollen Drachendame Solas'Dea begleitet, ihr Name bedeutet »Licht des Südens«.

Botschaft von Solas'Dea

»Ich trage die Kraft des Feuers und der Erde zu dir, besinne dich auf deine Vision. Setze sie erneut in den Fokus deines Seins, und gib diesem Ziel ein kraftvolles inneres Bild. Halte daran fest, und wisse, alles ist möglich.«

AURORA & MAXIA'LU

10

Hintergrundinformation

Aurora ist eine magische Meisterin, die unzählige Male auf den ersten Planeten wie Lemuria inkarniert war. Ihr Name bedeutet »lebendiges Seelenlicht«. Als Hohepriesterin auf dem Planeten Lemuria hat sie uns einst unterrichtet. Sie hat uns die Einheit gelehrt, die Balance zwischen den Gegensätzen und vieles mehr. Sie ließ uns jedes Mal den Zauber spüren, der in den Erkenntnissen ihrer Lehren zu finden war.

Botschaft von Aurora

»Dein wahres Sein, deine Seele, ist pure, reine und lichtvolle Magie, durch die alles möglich ist. Werde dir deiner selbst bewusst, erkenne deine wahre Essenz, und du wirst sehen, was du alles erreichen oder erschaffen kannst. All deine Grenzen existieren nur in deinem Kopf, versuche, wenigstens die kleinen Hürden zu überwinden. Du glaubst, du hättest keine Macht, du glaubst, du hättest keine Kraft, doch das ist nicht wahr. Erkenne, dass diese Lügen nicht aus deinem Sein heraus entspringen, ihr Quell liegt in den niederen Schwingungen der dualen Welt verborgen.«

Aurora ist seit der Erschaffung ihrer Seele mit einem goldenen Drachen verbunden, sie nennt ihn liebevoll Maxia'Lu, das bedeutet so viel wie »Magisches Licht«.

Botschaft von Maxia'Lu

»Du weißt, dass alle Kraft nur aus der Balance erschaffen werden kann. Übe dich täglich darin, alle Themen, alle Situationen in deinem Leben ins Gleichgewicht zu bringen. Dort, wo Unfrieden herrscht, sollst du der Frieden sein. Dort, wo Angst herrscht, sollst du die Liebe sein. Wo Verzweiflung herrscht, dorthin bringe Vertrauen. Blicke nicht zu sehr auf das große Geschehen in deiner Welt, sondern schaue auf die Menschen, mit denen du täglich zu tun hast, und auf deine Familie.«

IMASTAR & DIAMANT

11

Hintergrundinformation

Imastar ist eine weiße Priesterin aus dem Volk der Elben. Sie lebt und dient im Tempel der ewigen Reinheit. Sie ist weise und sehr freundlich, sanftmütig und stets bereit, dich zu unterrichten.

Botschaft von Imastar

»Ich bin seit mehr als achtzehntausend Jahren Priesterin im Tempel der ewigen Reinheit. Dieser Tempel liegt fernab von deiner Welt, ist aber nicht unerreichbar für dich. Dein Drache kann dich zu mir tragen, oder komme über eine Meditation zu mir. Tritt ein in den Tempel der ewigen Reinheit. Die Energie dieses Ortes wird dich klären. Doch was du jetzt mehr als alles andere brauchst, ist eine Freundin, die dich versteht, die dir wirklich zuhört und dir einen liebevollen Schubs in die richtige Richtung gibt – ich bin bereit.«

Imastar ist seit der Erschaffung ihrer Seele mit dem Drachen Diamant verbunden, einer Drachendame von ewiger Reinheit und Klarheit.

Botschaft von Diamant

»Ich bin die Drachenenergie, die Imastar seit Anbeginn der Zeit begleitet, aber ich bin auch der Tempel der ewigen Reinheit. Imastar und ich lassen unsere Magie, unser göttliches Sein in den Tempel hineinströmen und darin erblühen – für dich und für alle, die sich auf den Weg zu uns machen. Habe keine Scheu, und vertraue darauf, dass du zu uns findest, der Weg ist für dich vorbereitet und geöffnet. Komme zu uns. Wir sind jene Freundinnen für dich, die dir die Wahrheit sagen, damit du auf allen Ebenen in göttlicher Ordnung schwingst, denn dies ist das Fundament eines glücklichen Lebens.«

MUTTER MARIA & XEO

12

Hintergrundinformation

Mutter Maria wird seit mehr als zwei Jahrtausenden verehrt. Manche betrachten sie als eine Göttin. Maria war eine inkarnierte Seele und ist nun eine Aufgestiegene Meisterin. Sie bringt Erlösung, Heilung und Vertrauen zu uns. Wer sie um ihren blauen Mantel bittet, erhält ultimativen Schutz. Durch sie wurde eine alte Prophezeiung wahr, daher kommt auch ihr Name »Tochter von Zion«. Die Prophezeiung besagte, dass eine Frau das Messiaskind zur Welt bringen und dass diese Frau das Zentrum des Glaubens sein würde, so wie es Zion, der Berg in Jerusalem, ist, auf dem der Tempel Jahwes einst stand. Indem diese Tochter Abrahams, Maria, bereit war, den Messias anzunehmen, zu empfangen, wurde sie nicht nur zur Mutter von Jesus, sie wurde zu seiner Kraft, zu seinem Fels und zu seinem Mut. Maria wurde nicht zufällig von Gott erwählt. Seit ihrem Tod wird sie unter anderem »Königin des Himmels«, »Heilige Mutter Gottes« und »Königin der Gnade« genannt. Mutter Maria nimmt noch immer einen sehr zentralen Platz in der spirituellen Welt ein, und das ist gut und wichtig, denn das Vertrauen, das sie uns lehrt, wird dringend gebraucht.

Botschaft von Mutter Maria

»Vertrauen ist wichtig! Wer nicht vertraut, hat Angst, und wer Angst hat, kann nicht in der Liebe schwingen. Wer vertraut, weiß, dass er nichts verlieren kann, sondern dass es immer nur etwas zu gewinnen gibt. Mit dieser inneren Haltung wirst du das Paradies auf Erden für dich erschaffen. Atme blaues Licht in deinen Körper, atme blaues Licht in deine Aura, und beginne damit, deinen inneren Frieden zu erschaffen. Wenn sich Ruhe und Stille in dir ausbreiten, atme erneut blaues Licht ein, und verankere in dir tiefes Vertrauen zu allem, was ist.«

Seit der Erschaffung ihrer Seele ist Mutter Maria mit einem gigantischen weißen Drachen verbunden. In ihrer letzten Inkarnation wurde ihr zusätzlich ein kleiner pastellfarbener Regenbogendrache zur Seite gestellt. Alba, die Königin aller Drachen, hat Maria diesen Gefährten gesandt. Er beschützt sie und hat ihre magischen Fähigkeiten enorm verstärkt. Er trägt den Namen Xeo.

Botschaft von Xeo

»Achte darauf, mit wem und was du dich umgibst, und denke daran: Es ist nicht alles Gold, was glänzt. Lerne, zu vertrauen, dann kannst du die Stimme deines Herzens klar und deutlich hören. Nur diese Stimme kann dich auf den Pfad deiner Wahrheit führen.«

KATZEN-JOKER

13

Hintergrundinformation

Dieser Joker ist mit der Schwingung der Zahl 13 verbunden. Die 13 ist eine heilige Zahl und weist auf etwas Großes hin. Zwölf plus eins bringt stets Erlösung wie die zwölf Jünger und Jesus. Die Quersumme von 13 ist die Vier, diese steht für Struktur und Ordnung und ist der Herrscher im Tarot. Was du jetzt dringend brauchst, sind Struktur, Ordnung, Kontrolle über dein Leben, Sicherheit, Beharrlichkeit und Klarheit. Du hältst deinen Schicksalsfaden in den Händen. Für dich gilt es jetzt, Nägel mit Köpfen zu machen. Jetzt ist der Moment gekommen, aktiv etwas zu tun.

Mache folgendes Ritual für sieben Tage täglich zur gleichen Uhrzeit.

Ritual

Ziehe in Gedanken einen blauen Schutzkreis um dich herum, oder atme in deiner Vorstellung blaues Licht in deine Aura.

Zeichne mit deiner rechten Hand (Linkshänder benutzen die linke Hand) oder mit einem Ritualdolch ein Pentagramm vor dich in die Luft. Beginne oben an der

Spitze, und gehe dann im Uhrzeigersinn weiter. Zeichne die Linien vor dich in die Luft, so, als wären sie aus Licht. Zum Üben kannst du mit dem Finger den Linien auf der Abbildung folgen, so, wie es die Pfeile und Zahlen auf der Abbildung anzeigen.

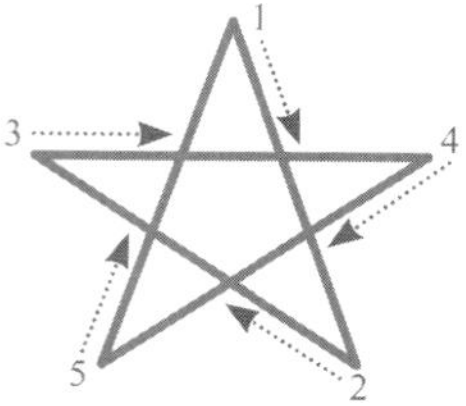

Dann sprich laut den magischen Spruch:

»Mit diesem Ruf und meiner Bitte
erschaffe ich die Kraft der Mitte.
Mit der Macht der Magie und
mithilfe der Geistigen Welt entfessle ich
meine unbändige, strahlende magische Kraft.
Ich erschaffe nun Struktur und Ordnung in mir und
um mich herum.
Mögen durch diese neu gewonnene Struktur
all meine Kräfte und meine
göttliche Klarheit zu mir zurückströmen.

Möge sich von nun an der Weg meiner Bestimmung
klar und deutlich zeigen und manifestieren.
Ich bin nun bereit für all die Einweihungen,
die auf mich warten, auf dass ich in einem
königlichen Licht erstrahle.
Dies ist mein Zauber.
So soll es sein!«

Die Katze bedeutet, dass der Erfolg durch Beharrlichkeit und Vertrauen kommt. Aber vergiss dabei nie, zu leben und zu genießen. Achte darauf, dass du dich nicht in Sturheit und Perfektionismus verlierst.

MELAHEL & CHUMHACHAD'LU

14

Hintergrundinformation

Melahel, auch »Melohel« oder »Mehahel« genannt, ist ein lichtvoller Engel, sein Name bedeutet »Der von Übel und Krankheit befreit« oder »Gott, der das Böse abwehrt«. Melahel beschützt uns vor Krankheiten, lehrt uns alles über die Heilkräfte, die uns umgeben, und, wie wir andere heilen. Er ist der Engel der Heiler und Ärzte, der Apotheker und Wissenschaftler. Melahel schenkt uns Kenntnisse über die Naturheilkunde und die Kräuterkunde. Er macht aus uns Verteidiger der Umwelt und von Mutter Erde mit all ihren Wesen. Melahel weiht uns in die Geheimnisse und in die Magie der Natur ein. Dieser Engel ist auch ein Hüter der heiligen Quellen und der Gewässer. Durch ihn lernen wir, unsere Emotionen zu beherrschen und nicht von ihnen beherrscht zu werden. Seine Umarmung stärkt unseren Glauben an die göttliche Quelle allen Seins und an eine liebende Geistige Welt.

Botschaft von Melahel

»Mit offenen Armen begegne ich dir, mein heilendes Licht umfängt dich und schenkt dir Regeneration für deinen Körper und die Transformation all deiner schwierigen Situationen. Alle verhärteten Fronten in dir und um dich herum lösen sich. Wenn das grüne Licht alles durchdrungen hat, kann das rosa Licht der Liebe wieder frei fließen. Ich bin da, jetzt, nutze diese Zeit, meditiere, und rufe meinen Namen.«

Der göttlichen Quelle allen Seins gefiel es, diesem Engel einen Drachen zuzuordnen, damit er den inkarnierten Seelen mit noch größerer Kraft dienen kann. Melahel nennt seinen Drachen Chumhachad'Lu, was so viel wie »Kraft durch Licht« bedeutet.

Botschaft von Chumhachad'Lu

»Ich bringe ein Licht zu dir, das Sprengkraft besitzt. Ich werde dich aus jeglichem Ungemach befreien. Wer bist du, dass du nicht das Allerschönste und Höchste verdient hast? Mit welcher Lüge über dich selbst bist du einen Pakt eingegangen? Lasse die unwahren Glaubenssätze über dich selbst los, und tritt mir gegenüber. Ich lehre dich, zu sehen, dein hohes Licht zu erkennen. Das Paradies – und nicht weniger – steht dir zu.«

LAOTSE & SONNENSCHEIN

15

Hintergrundinformation

Laotse ist ein bekannter chinesischer Philosoph, sein Name bedeutet so viel wie »Alter Meister«. Laotse schrieb sein Wissen und seine Weisheiten für die Menschheit nieder. Diese Schriften sind als »Daodejing« oder »Tao Te King« bekannt. Die Inhalte dieser Werke begründeten die chinesische Philosophie und die Weltanschauung des Daoismus. Laotse lehrt uns nun als Aufgestiegener Meister nicht nur Wissen und Weisheit, sondern auch innere Ruhe und Gelassenheit. Er bringt uns die tiefe Erkenntnis, dass wir ein Teil des Ganzen sind, und er schult uns darin, die Dinge zu sehen, wie sie sind. Laotse ist der Meister der Sprachgewandtheit, auch diese will er uns lehren. Er ist eng mit Ashtar Sheran befreundet, deshalb wirken sie oft zusammen. Lies gern zusätzlich zu dieser Karte auch die Botschaft von Ashtar Sheran in diesem Kartenset.

Botschaft von Laotse

»Ja, ich habe einst ›Fehler‹ gemacht, das ist der Weg des Lernens. Ja, ich habe mich geirrt, das ist der Weg der Bewusstwerdung. Ich bin in die Kreise der erlauchten Meister und Meisterinnen aufgestiegen, weil ich aus meinen ›Fehlern‹ gelernt habe und es besser machte. Ich bin zum Meister geworden, weil ich meine Irrtümer eingesehen habe. Ich bin ein Meister der Worte und der Kommunikation. Ich liebe die Sprache, sie ist ein bemerkenswertes Werkzeug. Hast du auf deinem Lebensweg schon erkannt, welche Magie ihr innewohnt und wie machtvoll deine Gedanken sind? Lasse dir von einem alten weisen Mann etwas sagen: Dein Weg endet nicht, das Lernen endet nicht. Also lies, und lerne, Freude an Worten zu haben und sie wie ein Instrument zu nutzen. Sie sollten stets wie Schmuckstücke sein, die aus deinem Munde heraus geformt werden, denn sie können das Leben zieren und zu etwas Wundervollem machen.«

Laotse hat sich bei der Erschaffung seiner Seele mit dem Energiefeld einer wunderschönen Drachendame verbunden, die ihn seither begleitet, er nennt sie liebevoll Sonnenschein.

Botschaft von Sonnenschein

»Du bist das Funkeln in dieser Welt, du bist das Licht, das alles erhellt. Anfang und Ende, das gibt es nicht, alles Leben und alle Macht zeigen sich stets im unendlichen Kreis und voller Pracht. Schönheit in den Worten öffnet lichtvolle Pforten. Lerne, und sei bereit, du selbst bist es, der dir dein Funkeln verleiht.«

VENUS & DIOM CHANAIN

16

Hintergrundinformation

Jeder Planet und jeder Stern besitzt einen Geist, und mancher von ihnen wird als Gott oder Göttin verehrt. Venus ist solch eine geheimnisvolle Göttin. Sie bringt uns Schönheit und Liebe, aber auch Erotik und sinnliche Begierde. Sie verbindet uns tief mit unserem eigenen Körper, deswegen ist sie wichtig für die Menschen, denn viele spüren sich und ihr tiefstes Verlangen nicht. Venus erweckt aber auch unsere Kreativität. Darüber hinaus steht sie für Freiheit.

Botschaft von Venus

»Die Schönheit der Liebe liegt in ihrer Wildheit. Sie kommt wie ein göttliches Geschenk zu uns und verwandelt die Wüste in unserem Inneren in ein Meer aus duftenden Blumen. Werde zu einem wahrhaft liebenden Menschen. Dafür ist es jetzt ungemein wichtig, die Liebe in all ihren Facetten zuzulassen und zu leben. Mache dich auf den Weg, die höchsten Glückserfahrungen zu erleben. Verlasse die gewohnten Bahnen und die engen inneren Räume, und erkunde dich und deine Bedürfnisse. Sei beherzt, sei entschlossen. Mache dein Leben zu einer Helden- oder Heldinnenreise.«

Die Göttin Venus ist mit dem türkisfarbenen Drachen Diom Chanain verbunden, sein Name bedeutet so viel wie »Geheimnis der Sprache«.

Botschaft von Diom Chanain

»Ich komme zu dir, um dich auf die Bühne deines Lebens zu führen. Es ist an der Zeit, dass du dich zeigst. Venus erweckt deine Selbstliebe, und damit stärkt sie auch dein Vertrauen zu allem, was ist, tief in deinem Inneren. Nun gehe den nächsten Schritt: Du bist, wer du bist, und du bist, wie du bist. Sei du, sei wild, und sei frei – und bekunde es der Welt.«

ORMIACH & DUBH

17

Hintergrundinformation
Ormiach, Sohn des großen Heilers Dian Cecht aus dem Volk der Elben, ist ein Freigeist, er lebt ungebunden inmitten der Natur. Er hat etwas Wildes an sich und ein großes Herz. Freundschaft bedeutet ihm sehr viel. So pflegt er auch unzählige Freundschaften zu den Menschen.

Botschaft von Ormiach
»Du bist auf deinem Pfad des Lebens weit gekommen, du bist reif für Antworten und tiefe Erkenntnisse. Die Antworten waren schon immer da, aber jetzt bist du bereit, zu hören und zu verstehen. Das Rad des Schicksals dreht sich ohne Unterlass, bringt immer Neues hervor und lässt im gleichen Augenblick Altes vergehen. Lasse das Alte los, sonst bremst du das Rad und vernebelst deine klare Sicht auf die Dinge und Situationen. Es ist an der Zeit, sich dem Schicksal hinzugeben, dann werden sich niedere Energien in höhere wandeln und das Rad des Schicksals wird zum Rad des Glücks. Nimm alles an, was ist, all deine ›Fehler‹ und all deine dunklen

Anteile. Erkenne sie als Möglichkeiten des Wachstums. Und liebe deinen Weg, so, wie er ist.«

Seit der Erschaffung seiner Seele ist Ormiach mit dem schwarzen Drachen Dubh verbunden, dessen Name nichts anderes als »Schwarz« bedeutet.

Botschaft von Dubh

»In deinem Inneren sind die Kräfte der vier Elemente als magisches Gut angelegt: Feuer, Wasser, Erde, Luft. Eines dieser Elemente wird von dir kaum oder gar nicht gelebt. Wenn du weiterkommen und Antworten erhalten willst, ist es an der Zeit, dieses Element bewusst zu leben und zu stärken. Beschäftige dich damit.«

MARS & CHEARTAS

18

Hintergrundinformation

Der römische Gott Mars, auch »Mamars«, »Marspiter«, »Mavors« und »Maris« genannt, war ursprünglich ein Vegetationsgott, zu jener Zeit wurde er »Mars Silvanus« genannt. Er wurde später zum Kriegsgott, und in dieser Funktion begleitete er die Soldaten in die Schlacht. Mars ist der Krieger und Kämpfer, trägt wilde und friedliche Züge zugleich. Er will dich lehren, dass es manchmal nötig ist, für etwas zu kämpfen, um das Gute und Lichtvolle zu bewahren. Aber er lehrt dich auch, immer erst den friedvollen Weg zu suchen.

Botschaft von Mars

»Unterteile die Dinge und Situationen nicht vorschnell in gut oder böse. Unterteile sie nur in stimmig oder nicht stimmig für dich ganz persönlich. Lausche deiner inneren Stimme und nicht dem lauten Gerede der anderen Menschen. Urteile und handle nicht nach den Moralvorstellungen anderer, denn sie kollidieren ab und an mit den wahren und göttlichen Gesetzen deines Herzens.«

Mars ist mit dem machtvollen roten Drachen Cheartas verbunden, sein Name bedeutet so viel wie »Gerechtigkeit«. Cheartas ist in seinem Wesen feurig, und du bist jederzeit eingeladen, sein Innerstes zu betreten, um höchste Transformation zu erfahren. Denke daran, dass er reine, pure Energie ist.

Botschaft von Cheartas

»Du wandelst auf Erden, um das rechte Maß in allen Dingen zu finden, um dem Weg der Mitte und der Balance zu folgen. Du sollst auf nichts verzichten, aber auch nicht süchtig werden, du sollst nichts vermeiden und auch nichts festhalten wollen. Meditieren ist gut, auch hier wähle immer das rechte Maß. Fasten ist gut, im rechten Maß. Das Leben genießen und ausschöpfen ist gut, im rechten Maß. Wenn das Maß nicht stimmt, wirst du keine Balance finden und somit kraftlos sein. Du entdeckst die Wahrheit in der Mitte. Ihr entspringt alle Kraft.«

MERLIN & LILLY'ANA

19

Hintergrundinformation

Merlin, der berühmte Zauberer und Druide, ist eine Seele, die unzählige Inkarnation durchlebt hat. Wir kennen sie zum Beispiel auch als Saint Germain, Joseph von Nazareth und Christoph Kolumbus. Sie war eine der ersten inkarnierten Seelen, lange bevor es die Erde gab. Merlin bringt uns stets der Magie in uns näher, er steht für Freiheit und die höchste Form der Transformation. Er ist ein wundervoller, humorvoller und weiser Lehrer.

Botschaft von Merlin

»Ich bin hier und reiche dir meine Hände. Ich will dich ein allumfassendes Sein lehren und werde dir zeigen, dass es keine Zeit gibt, sondern alles jetzt ist. Und wenn alles jetzt ist, kannst du all das Licht, all das Wissen, all die Weisheit aus anderen Inkarnationen in diesem Augenblick leben. Glaube an dich, vertraue auf meine Worte, und hole die Energie aus anderen Dimensionen zu dir zurück. Wie du das machen sollst, fragst du mich? Nun, mithilfe von Meditation und Trancereisen. Besuche mich in einer deiner Trancereisen an meinem Lieblingsplatz: In der Nähe des Heiligen Sees, der Avalon umgibt, am Waldrand bei den beiden alten Eichen warte ich auf dich. Ich werde dir helfen.«

Seit der Erschaffung seiner Seele ist Merlin mit der einzigartigen und wunderschönen Drachendame Lilliy'Ana verbunden.

Botschaft von Lilliy'Ana
»Der größte aller Magier und heiligen Männer bietet dir seine Unterstützung und Weisheit an. Eile zu ihm, verliere keine Zeit. Doch bevor du zu ihm gehst, bedenke, dass der Weg des Merlin immer der Weg der Liebe ist. Und so sieh dich in deinem Leben um, und erkenne, wen du nicht lieben kannst. Unter dem Blick des Merlin werden all deine Schwarz-weiß-Bewertungen transformiert. Es wird Zeit, dass du verstehst, dass dein größter Feind der Einzige ist, der dir zu einem ganz entscheidenden Durchbruch auf dem Weg deiner Seele verhelfen kann.«

LANDA & CLARIDA

20

Hintergrundinformation

Landa ist ein Elbenprinz und lernt gerade, zu dienen. Die Elben sind sehr weise und wissen, dass nur jemand, der dazu in der Lage ist, ein guter und weiser Herrscher sein kann. Landas älterer Bruder verzichtet auf sein Anrecht, einmal den Thron zu besteigen. Er hat sich dazu entschieden, den Welten als Hohepriester zu dienen, somit wird Landa einmal die Nachfolge antreten.

Botschaft von Landa

»Alles, was dir auf deiner Lebensreise begegnet, ist richtungsweisend und wird dich auf den Weg deiner Seele leiten. Es ist nicht nur die spirituelle Arbeit wie Meditation und das Durchführen von Ritualen allein, nein, auch deine tägliche Arbeit, die Gespräche mit anderen und dein kreatives Handeln zeigen dir den Weg – den Weg, der zum Erfolg und in die Fülle führt und letztlich in ein erfülltes und glückliches Leben. Wer nur auf das Äußere schaut, wird diesen Weg ebenso wenig finden wie jene, die nur nach innen blicken. Um der Held oder die Heldin deines Lebens zu sein, darfst du alles durchleben, denn in allem ist Weisheit und Größe zu finden.«

Seit der Erschaffung seiner Seele ist Landa mit der weißen Drachendame Clarida verbunden, ihr Name bedeutet »Klarheit«.

Botschaft von Clarida

»Auch ein Held oder eine Heldin braucht einen Mentor, einen Lehrer. Landa, der meine Liebe und mein Herzschlag für mich ist, hat viele Lehrer. Sie lehren ihn Demut, Achtsamkeit, Hingabe und das Kämpfen. Wer sind deine Lehrer auf deiner Heldenreise? Suche sie, und höre ihnen zu, du wirst ihren weisen Rat in nächster Zeit brauchen.«

SONNENGOTT & ESSSHRAH

21

Hintergrundinformation

Der Sonnengott hat wie die Mondgöttin sehr großen Einfluss auf unser Leben und die Entwicklung der Menschheit. Die Sonne steht für Bewusstsein, das durch Sonnenaktivitäten erhöht wird, und Glück. Sonnenstürme bringen uns bedeutende Entwicklungsschübe und nehmen Einfluss auf die Transformation der Materie und somit auch auf unseren Körper, wir werden lichtvoller. Deshalb unterstützen uns die Sonnenstürme auf dem Weg in die Neue Zeit ganz besonders. In jeder vergangenen Hochkultur war die Sonne als das Leben spendende Licht eine zentrale Gottheit. Der Sonnengott ist wichtig für alles Leben hier auf Erden, da es dieses ohne ihn gar nicht gäbe. Aber er ist auch ein großer Heiler, denn er schenkt uns Vitamin D, das Sonnenvitamin. Dieses ist für weit mehr zuständig als für einen guten Knochenbau. Viele Krankheiten sind auf einen Mangel an Vitamin D zurückzuführen.

Botschaft vom Sonnengott

»Höre mich, und spüre mich. Ich lade dich ein, mich zu besuchen, sei willkommen in meinen heiligen Hallen. Hier findest du deine Wahrheit, denn in meiner Nähe verbrennt jede Lüge. Suche nach deiner Wahrheit, auch wenn du ab und an glaubst, dieser Weg wäre zu schwer. Glaube mir, eine Lüge zu leben, ist ein viel unerträglicherer Weg. Tag für Tag schicke ich dir mein Licht, Tag für Tag schicke ich dir meine Weisheit. Nimm das Licht auf, und spüre meine Macht, spüre meine Liebe zu dir und zu allem Leben, das dich umgibt. Ich schenke dir Kraft und ein Licht, das dich jetzt weiterbringen wird.«

Der goldene Drache des Sonnengottes heißt Essshrah, er gehört zu den Anführern in den Reihen der Drachen.

Botschaft von Essshrah

»Ich bin das Licht, ich bin der Schutz, ich bin das Leben. Nenne meinen Namen, und spüre meine Kraft. Lade dich mit ihr auf, sie wird dich befreien und zu deiner Wahrheit leiten. Alle niederen Energien verbrennen in meinem Licht, und die lichtvolle und reine Magie deines Seins erwacht. Wahrheit ist etwas Individuelles. Du kannst sie nicht irgendwo außerhalb von dir finden, weder in Schriften noch in den Worten anderer Menschen. Deine Wahrheit wächst in dir.«

Hintergrundinformation
Cerridwen ist die keltisch-walisische Muttergöttin – Göttin der Erde, der Ernte, des Getreides und der Fruchtbarkeit. Sie bietet uns ihren Schutz an und schenkt uns zuweilen das Licht höchster Regeneration. Sie steht für Magie und Astrologie, den Zugang zum Wissen über Kräuter und sehr wirksame Zaubersprüche. Sie ist äußerst weise, und sie führt uns behutsam zu dem Wissen über Tod und Wiedergeburt. Cerridwen ist die Hüterin eines magischen Kessels, in dem sie die sogenannte Ursuppe bewahrt. Es ist die Suppe der Transformation, aus der eine göttliche Inspiration hervorgeht. Diese Ursuppe wird »Greal« genannt und aus sieben magischen Kräutern gekocht.
Cerridwens Zauberkräfte und Weissagungen sind sehr mächtig und leiten uns in das Hier und Jetzt. Ihr Elixier, die Ursuppe, gilt auch als die kraftvollste Magie überhaupt. Wir können all unsere Fähigkeiten gereinigt und geklärt in Cerridwens magischem Kessel finden.

Botschaft von Cerridwen

»Lebe und lache, sei ganz im Hier und Jetzt, von Moment zu Moment. Lasse das Licht der Freude in deinen Augen glitzern. Ich bin hier und habe Greal für dich zubereitet mit Magie, Liebe und sieben heiligen Kräutern. Komme, und iss, es ist die Nahrung der Erde, die Nahrung, die deine Magie in dir erweckt und dich zu einem freien und zeitlosen Wesen werden lässt. Das Hier und Jetzt ist dein Platz, ist deine Bühne, auf der du dir selbst begegnest, der einzige Zeitraum, der zählt. Liebe diese Inkarnation, auch wenn sie dir schwere Tage schenkt. Jede herausfordernde Situation ist eine Möglichkeit, über dich hinauszuwachsen und Größe zu beweisen.«

Cerridwens Drache wird Balduin genannt. Er ist zuweilen mürrisch und nicht immer zugänglich. Wenn er dich anblickt, wird dich ein Schauer durchströmen. Dann werden sich all deine Gefäße leicht weiten, und das pure Leben wird wie ein Lichtstrom durch dich fließen.

Botschaft von Balduin

»Du bist hier in dieser Welt, in diesem Leben, um zu lachen und zu tanzen. Warum tust du es nicht? Tritt auf die Bühne deines Lebens, und zeige dich in all deinem Glanz.«

AFRIEL & BELEZA

23

Hintergrundinformation

Afriel ist der Engel der Inspiration, der Jugend und des Lebens. Er schenkt uns Hoffnung, Glauben, Stärke und Vitalität. Darüber hinaus erweckt er in uns eine kindliche Neugierde und Freude am Erkunden und öffnet uns für alles Neue. Afriel erfrischt unseren Geist, er hilft uns, wenn neue Gedanken und Ideen verwirklicht werden sollen.

Botschaft von Afriel

»Ich bin für dich da, jetzt, in diesem Moment. Spüre die frische Energie neben dir, fein und klar wie ein kühler Lufthauch. Ich bringe dir neue Inspiration, aber auch Entschlossenheit. Gehe kraftvoll durch die Welt, und erkunde sie mit kindlicher Neugierde. Es gibt noch so viel zu erfahren. Sei mutig, du bist beschützt. Du bist aus dem Himmel hier zur Erde gekommen, um etwas zu vollbringen, und ich bin jetzt bei dir, um dich daran zu erinnern. Öffne dich für Unbekanntes, lerne etwas Neues, überwinde deine Trägheit, und erstrahle in einem vitalen Licht.«

Afriel ist mit einer bezaubernden Drachendame verbunden, er nennt sie liebevoll Beleza, was »Schönheit« bedeutet.

Botschaft von Beleza

»Lasse dich nicht von der Dualität lähmen. Erkenne, dass dein Bewusstsein nichts erfassen kann, was keinen Gegenpol hat. Du könntest das Licht nicht als Licht erkennen, wenn es keine Dunkelheit gäbe. Du könntest Anspannung nicht ohne Entspannung fühlen. Du bist hier auf Erden, um die Möglichkeiten und Fähigkeiten zu entfalten, die in dir angelegt sind. Wir leiten dich auf den Pfad der Erkenntnis, und mit jedem Schritt wirst du deinen göttlichen Potenzialen näher kommen. Meditiere, und schaue nach innen.«

ARADIA & NIS

24

Hintergrundinformation
Aradia ist die erste Hexe, ihre Magie ist bis heute unübertroffen und ungebrochen. Sie ist die Tochter der großen Hekate, der Göttin der Magie. Nach deren Unterweisung in die magischen Künste wurde Aradia zur Königin der Hexen. Sie versprach den Menschen die Befreiung aus Sklaverei und von Demütigungen. Noch heute hat ihr Name eine ungeheure Kraft, gehe achtsam und weise damit um.

Botschaft von Aradia
»Ich sehe deine Ängste, und ich bin jetzt bei dir, um dich davon zu befreien. Du darfst dafür zunächst den Weg der Heilung beschreiten: Heile deine krank machenden Beziehungen und deine unerlösten Situationen. Ich werde dir helfen, ich führe dich auf den Weg der Freiheit. Sieh dir deine Abhängigkeiten genau an, um sie zu lösen, zu erlösen und um daraus zu lernen. Wenn du sie loslässt, werden sie dir sehr viel Weisheit schenken.«

Aradia ist mit der Drachendame Nis verbunden, die Magie der beiden hat Sprengkraft. Der Name des Drachen bedeutet »Jetzt«.

Botschaft von Nis

»Sei bereit, und folge Aradia, nimm ihren weisen Rat stets an. Lasse deine Ängste Schritt für Schritt los. Der erste Schritt ist immer der gleiche, es ist die klare Entscheidung. Der Weg, auf den du nun geführt wirst, ist der Pfad, auf dem sich alles zeigt, was im Dunkeln verborgen liegt, und erhellt wird von einem erlösenden Licht.«

NIKE & LESLEY

25

Hintergrundinformation

Nike ist die Göttin des Sieges, die Überbringerin von göttlicher Macht und von irdischem Ruhm. Sie führt dich ohne Umwege zum Erfolg. Alexander der Große verehrte sie, er huldigte ihr und gab diesem göttlichen Feld mit seinem unerschütterlichen Glauben eine ungeheure Kraft. Um sie zu ehren, errichtete er unzählige Altäre in seinem Reich, und er führte ein Fest ein, um Nike zu feiern und um ihr zu danken. Nike verkörpert den Wunsch nach Erfolg sowie den Erfolg selbst. Sie begleitet mit ihrem ganz besonderen Licht auch andere Gottheiten wie Athene, Zeus, Apollon, Dionysos und Nemesis.

Botschaft von Nike

»Ich bin die Göttin des Sieges, ich führe dich auf deinen rechten Weg. Dieser wird dich zu Fülle, Glück, Reichtum und Liebe führen. Höre auf, dich über Gott und die Geistige Welt zu informieren, beschreite von nun an den Pfad der Selbsterkenntnis. Die Zeit ist gekommen, dass du dir deines Potenzials bewusst wirst. Sei empfänglich für deine eigenen Fähigkeiten. Suche in deinem Inneren nach dem, was dich erfüllen wird, es ist schon da, und es wartet darauf, von dir neu entdeckt zu werden. Sobald du dir dessen bewusst bist und daran glaubst, werden deine Fähigkeiten erwachen, und du wirst anfangen, dein Potenzial siegreich zu leben. Ich bringe dir Erfolg.«

Nike ist mit einem sanften braunen Drachen verbunden, sein Name ist Lesley.

Botschaft von Lesley

»Du strebst nach Wissen, nach Macht, nach Verbundenheit mit der Geistigen Welt und erkennst nicht, dass alles da ist. Woran es mangelt, ist die Verbindung zu dir selbst. Arbeite daran, und meditiere. Verbinde dich mit Nike und mir, wir werden dir helfen.«

ZADKIEL & GRAZA'LU

26

Hintergrundinformation

Erzengel Zadkiel ist ein sehr kraftvoller Engel, sein Name bedeutet »Rechtschaffenheit Gottes« oder »Wohlwollen Gottes«. Er bringt das Licht von göttlicher Gerechtigkeit, Barmherzigkeit und Güte zu uns. Zadkiel wird auch »Engel der Erinnerung« genannt. Er lehrt uns Güte, Barmherzigkeit, Toleranz, Mitgefühl, Freiheit und Fülle und hilft uns, die ganz großen Veränderungen in unserem Leben zu meistern, zum Beispiel Scheidung, Umzug an andere Orte oder in fremde Länder oder den Verlust geliebter Wesen. Zadkiel lehrt uns Vergebung, damit wir in uns den göttlichen Frieden finden können.

Botschaft von Zadkiel

»Gib dich deiner göttlichen Führung und dem Fluss des Lebens hin, versuche nicht, etwas zu erzwingen. Lerne, zu beobachten und Dinge einfach geschehen zu lassen, ohne voreilig in ihren Verlauf einzugreifen. Nur so findest du einen magischen, einen mystischen Weg, der dein Leben verzaubern wird. Der Weg der Bewusstwerdung besteht aus zwei Teilen, die beide gegangen werden müssen, um zu erwachen und tiefe

Erkenntnisse zu erlangen. Der eine Teil des Weges ist der Weg des Suchens, der andere Teil ist der des Gefunden-Werdens. Beide gehören zusammen wie der Tag und die Nacht, wie Gesetz und Gnade, wie Distanz und Nähe. Bringe sie in Balance.«

Zadkiel ist mit der braunen Drachendame Graza'Lu verbunden, ihr Name bedeutet »Licht der Gnade«.

Botschaft von Graza'Lu

»Übe dich in Hingabe, und höre auf dein Bauchgefühl, es wird dich jetzt gut und weise leiten. Nimm dir Zeit, um zu deinen Ahnen zu reisen, dort erwartet dich eine Quelle großer Inspiration. Je mehr du dich dem Leben hingibst, desto tiefer wirst du in Trancereisen versinken können. Und desto klarer werden die Botschaften sein, die du erhältst. Dann wirst du Entwicklungen klar voraussehen können.«

IDUNA & LUZI'LU

27

Hintergrundinformation

Iduna bedeutet »die Verjüngende«. In dieser Göttin schwingt das Licht der Erneuerung. Iduna ist die Göttin der Jugend, der Unsterblichkeit und der Fruchtbarkeit, ebenso ist sie die Hüterin jenes Baumes, der die goldenen Äpfel der ewigen Jugend trägt. Nur den Göttern, also den göttlichen Energien, ist es erlaubt, von diesen Äpfeln zu speisen. Iduna lebt in Asgard, dem Sitz der Götter, und man sagt, sie sei die schönste unter den Asen, den germanischen Gottheiten. Iduna ist auch die Göttin des Himmel- und des Heilwassers und Hüterin eines Jungbrunnens. Freya, Eir und Iduna sind enge Freundinnen, oft wirken sie zusammen.

Gerne kannst du die Karten »Freya & Elska'Eld« und »Eir & Othala« zusätzlich zur Hand nehmen und die Botschaften lesen. Alle drei zusammen werden dir jetzt beiseitestehen.

Botschaft von Iduna

»Sei geduldig, übereile nichts. Immer wieder stellt die Geistige Welt die Menschen auf die Probe, um zu prüfen, ob sie für große Einweihungen bereit sind. Diese

Einweihungen erfolgen nur, wenn du in Krisensituationen weise handelst. Erkenne nun ganz klar, was und wer du sein möchtest. Richte den Blick auch auf deine Schatten. Betrachte dein Leben, und sei dankbar, aber erlaube dir auch, mehr zu wollen. Oft ist der Grund für Unzufriedenheit eine nicht gelebte oder nur oberflächlich gelebte Spiritualität. Dein spiritueller Weg will jetzt gesehen und gegangen werden. In der Tiefe deiner Spiritualität findest du die Quelle einer ganz neuen Intelligenz, einer neuen Art zu denken, dadurch wirst du den Sinn des Seins endlich vollkommen erfassen können.«

Iduna ist mit der wundervollen Drachendame Luzi'Lu verbunden, ihr Name bedeutet »sanftes Licht«.

Botschaft von Luzi'Lu

»Das Leid, der Schmerz und die Krise wollen dir zu einem Durchbruch verhelfen. Vermeide jene vordergründig unschönen Situationen nicht, aus ihnen kann ganz Großes hervorkommen. Es liegt an dir: Wenn du jede Situation annimmst, um zu wachsen, und den Pfad einer viel tieferen Erkenntnis einschlägst, wirst du Einweihungen erfahren. Dann steht der Meisterschaft über das Leben nichts mehr im Wege. Iduna und ich sind jetzt bei dir, wir helfen dir.«

Pallas Athene & Sweety

28

Hintergrundinformation

Pallas Athene ist sicher die populärste der griechischen Göttinnen und Götter, und sie gilt als die Lieblingstochter des Zeus. Pallas Athene wurde als erwachsene Göttin in goldener Rüstung, kraftvoll, strahlend und wunderschön aus dem Kopf des Zeus geboren und steht für einen brillanten Verstand. Die jungfräuliche Pallas Athene möchte dir helfen, deinen klaren Geist erwachen zu lassen, sodass du unabhängig, ungebunden, kämpferisch, unermüdlich und stark wirst. Die klügste griechische Göttin war nicht nur für ihre Weisheit bekannt, sondern auch als Anführerin und Beschützerin.

Botschaft von Pallas Athene

»Ich bin keine Göttin, die dir mit Licht- und Liebe-Gerede den klaren Blick auf die Dinge raubt. Ich bin die Klarheit und habe einen brillanten Verstand. Schon seit Tausenden von Jahren ist mein Begehren dein Erwachen – nicht nur in Bezug auf deine Worte und die lichtvollen Dinge, mit denen du dich umgibst, sondern in Bezug auf dein gesamtes Sein. Du fragst, wie das geht? Nun, ganz einfach: Höre auf, dich zu belügen, höre auf, niederen Energien zu folgen oder ihnen zu Diensten zu sein. Ja, ich bin streng – weil es nötig ist. Bilde deinen Verstand aus, und lerne. Lerne und verstehe, was deine geistigen und weltlichen Lehrer und Lehrerinnen sagen. Lies all die Bücher, die wertvoll für dich waren, noch einmal, denn du hast mit hoher Wahrscheinlichkeit nur einen Bruchteil davon aufgenommen und in der Tiefe verstanden. Trainiere deinen Verstand. Für dein Herz hast du vorerst genug getan.«

Pallas Athene ist mit einem roten Drachen verbunden, sie nennt ihn liebevoll Sweety. Dieser Drache ist der ultimative Beschützer, er ist weise und besonders liebevoll.

Botschaft von Sweety

»Verstehe, dass Athenes harsche Töne aus einem liebenden Herzen heraus geboren werden. Wir sorgen uns um dich. Wir lieben dich. Es ist an der Zeit, dem goldenen Weg deiner Seele ganz und gar zu folgen und ihn nicht nur halbherzig zu gehen.«

Hintergrundinformation
Hekate ist in der griechischen Mythologie die Göttin der Magie. Sie ist die Göttin der Wegkreuzungen, Schwellen und Übergänge und die Wächterin der Tore zwischen den Welten. Allein in ihrem Namen liegt sehr viel Macht. Hekate ist für uns alle ein Kraft spendendes Licht in dunklen Zeiten, denn sie bringt die Magie zu uns zurück. Ihre Schwingung ist Unabhängigkeit, und ihre Kraft ist so gewaltig, dass Hekate sogar von den alten Gottheiten geachtet und gefürchtet wird. Doch Hekate ist die Göttin des einfachen Volkes, ihm erfüllt sie seine Wünsche. Zum Dank werden ihr zu Ehren Opfergaben an Wegkreuzungen in der Natur, auf Friedhöfe oder auf die Schwelle des Hauseingangs gelegt.

Botschaft von Hekate
»Als Göttin der Magie ist es meine Aufgabe, dich zu deiner Magie zu führen und dich ebenso vor ihr zu schützen. Alles braucht eine Zeit des Reifens. Du bist so weit, es ist an der Zeit, voranzuschreiten. Lebe rebellisch und lebe mutig, damit sich die inneren Pforten der Magie weiter öffnen können. Wisse, dass ein rebellischer Geist

sehr spirituell sein, aber nie einer Religion oder einer bestimmten spirituellen Bewegung angehören kann. Denn rebellisch zu sein, bedeutet, frei zu sein. Die eigene Magie zu spüren und zu leben, bedeutet, frei zu sein, nur dann kann sie ihre wundervolle Macht entfalten. Magie kann in vorgefertigten Bahnen und unter starren Regeln nicht wachsen. Gottes Sohn, Jesus Christus, war kein Christ, er war ein rebellischer Geist, und seine Magie war zur Gänze erwacht. Aber: Sei nicht wie er, sondern sei wie du.«

Hekate ist mit der wundervollen schwarzen Drachendame Gealach'Lu verbunden, ihr Name bedeutet »Mondlicht«.

Botschaft von Gealach'Lu

»Keiner ist wie Hekate, sie ist etwas ganz Besonderes. Ihre Energie ist sehr mächtig, ebenso wie meine, doch sind wir beide auch außerordentlich sanft. Also sei auch du rebellisch und gleichzeitig sanft. Sei tolerant und diplomatisch. Sei authentisch und frei. Wir sind nun für dich da, rufe uns in dein Leben.«

RAPHAEL & TOBIT

30

Hintergrundinformation

Erzengel Raphael ist sehr humorvoll. Er hat ein sonniges Gemüt und liebt die Menschen über alles. Er ist die Heilung der göttlichen Quelle allen Seins und wirkt mit seinem Licht auf allen Ebenen. Raphael trägt das heilige Schwert »Glut«, es ist das Schwert der göttlichen Ordnung. Das Metall und die Edelsteine darin sind sonnengelb, das Schwert strahlt und trägt eine frohe Leichtigkeit in sich. Mit ihm kann Raphael das zweite Chakra, das Sakralchakra, eines jeden Menschen befreien.

Botschaft von Raphael

»Nun, mein Freund, meine Freundin, wie hast du es geschafft, solch ein Chaos in deinem System zu erschaffen? Ich bin beeindruckt. Ich schaue dich an und sehe, dass ich viel zu tun habe. Wohlan, räumen wir gemeinsam auf. Nimm dir einen Monat Zeit, und visualisiere mich täglich. Die Karte hilft dir dabei, nimm sie an dein Herz. Stelle dir vor, dass ich vor dir stehe und mit meinem leuchtenden Sein in dich eintrete. Ich werde von innen heraus wirken und göttliche Ordnung überall dort erschaffen, wo du Chaos hinterlassen hast. Meditiere, und erkenne, wo in dir Angst, Verzweiflung, Ablehnung und selbstzerstörerische Muster sitzen. Dann visualisiere täglich, dass mein heiliges Schwert ›Glut‹ dein zweites Chakra reinigt, denn dafür wurde es erschaffen.«

Raphael wird von dem Drachen Tobit begleitet, der in alten Schriften fälschlicherweise als guter und weiser Dämon beschrieben wurde.

Botschaft von Tobit

»Man nennt mich Tobit den Allwissenden, ich bin nicht nur weise, sondern trage in mir die Smaragdtafeln des Hermes Trismegistos. Dieses heilige Werk ist der Weg zur vollkommenen göttlichen Ordnung. Ich kann den Menschen dieses Werk noch nicht übergeben, sie würden nur Profit daraus schlagen wollen. Aber wenn du bereit bist, dann rufe mich zu dir, ich erlaube dir, die Smaragdtafeln zu berühren, was einer Einweihung gleichkommt. Bereite dich mit Reinigungsritualen und mit Meditationen darauf vor. Wenn du so weit bist, rufe mich, ich werde dir erlauben, in mein Innerstes einzutreten, die Tafeln erwarten dich dort.«

SAGA & SHEALIAH'SHAGTHAN

31

Hintergrundinformation

Saga ist die germanische Göttin der Dichtung, der Poesie und der Gewässer sowie die Hüterin aller Heilquellen. Sie stammt aus dem Göttergeschlecht der Asen, ist eine stille, zurückgezogene und deshalb nicht so bekannte Göttin und steht außerdem für Frieden, denn sie würde niemals eine Waffe anrühren. Jene weisen Frauen und Männer, die sich mit der Heilkraft heiliger Quellen beschäftigt haben, standen immer in intensivem Kontakt mit Saga. Ihnen vertraute sie ihre Geheimnisse an. Saga besitzt zwei goldene Trinkpokale, aus denen das Wasser der Weisheit getrunken werden kann. Dieses Wasser wird nie weniger, denn die Weisheit kann nicht vergehen, im Gegenteil: Weisheit entsteht durch Weisheit.

Botschaft von Saga

»Wasser ist die Wiege allen Lebens, es ist unaufhaltsam, findet stets seinen Weg. Wer glaubt, dass er Wasser einsperren und bändigen kann, der irrt, denn es verfügt über die Eigenschaft, sich mit dem Feuer oder der Luft zu verbinden, wenn es frei fließen möchte. Ist Wasser in eine Schale gesperrt, ruft es nach der Macht der Sonne und verdampft, um als Regen frei herniederzufallen. Ist es in einer Flasche gefangen, dann ruft es die Macht der kalten Luft und gefriert, um das Glas zu zersprengen. Wasser ist zeitlos, es hat keine Eile. Es ist einzigartig, anders als alles, was der Mensch kennt. Wasserstoff ist das älteste chemische Element in diesem Universum. In ihm schwingt Urwissen, das es auf das Wasser überträgt. Und nun höre gut zu, was ich dir jetzt sage: Du bist Wasser. Also lebe wie das Wasser, sei frei.«

Saga ist mit der Drachendame Sheallah'Shagthan verbunden, ihr Name bedeutet »Blick in den Spiegel«.

Botschaft von Sheallah'Shagthan

»Wir kommen mit den zwei heiligen Kelchen der Weisheit zu dir, du darfst von dem Wasser darin kosten. Aber wisse, dass Weisheit nur durch Selbsterkenntnis erlangt werden kann. Also sei bereit, in den Spiegel zu schauen, der ich bin. Erkenne dich selbst, und dann gib dich dem Fluss des Lebens hin. Höre auf, das Leben von anderen leben zu wollen. Sei wie das Wasser, fließe durch alle unschönen Situationen hindurch, du hast nur dann etwas damit zu tun, wenn du darin hängen bleibst und deine Freiheit opferst.«

MUTTER ERDE & VITA

32

Hintergrundinformation

Jeder Planet und jeder Stern besitzt einen Geist. Wir hier auf Erden werden von einem solchen Geist getragen und genährt. In der Vergangenheit hatte er viele verschiedene Namen, und er wird auch in Zukunft neue Namen bekommen. Wir nennen ihn oft liebevoll »Mutter Erde«. Vermutlich passt dieser Name auch am besten, denn eine liebevolle Mutter entspricht dem, was die Erde für uns ist.

Botschaft von Mutter Erde

»Erkenne die Lüge, die dir weismachen will, dass du ein unverbundenes Fragment in einem feindlichen Universum bist. Diese Lüge stammt aus dem Feld der gewaltsamen Angst. Sie wird sich auflösen und all ihre Macht verlieren, je mehr du in deiner wahren Präsenz angekommen bist. Verwurzle dich, verbinde dich, ich bin da, ich halte dich, ich trage dich, ich nähre dich. Ich gebe dir alles, was du brauchst, um ein göttliches Wesen in einem materiellen Körper zu sein. Durch die Verwurzelung mit mir wirst du erkennen, welch mächtiger

Frieden in dir erblühen kann. Ein Frieden, der so stark ist, dass er dich durch dein ganzes Leben tragen wird.«

Unsere Große Mutter ist mit einer feuerroten Drachendame verbunden, sie trägt den Namen Vita.

Botschaft von Vita

»Komm zu mir, du findest mich im Inneren deiner Welt. Ich bin die Kraft und die Magie, die alles zusammenhält, ich bin Anziehung, ich bin Lava, ich bin der Grund, aus dem du hier sein kannst. Tauche in das Innere dieser Welt ein, und tritt mit mir in Kontakt, ich bin hier, um dich das Leben zu lehren. Ich lehre dich, dass du auch in einer dualen Welt glücklich sein kannst. Ich lehre dich, dass du, wenn du aufhörst zu bewerten, das Paradies im Hier und Jetzt finden wirst. Und ich zeige dir mit meiner warmen Herzensliebe, dass wir Freunde sind und dass die Große Mutter und ich dich über alles lieben.«

Hintergrundinformation

Freya ist die Göttin der Liebe, Schönheit, Weiblichkeit und Fruchtbarkeit, Magierin und Anführerin der Walküren. Als Walküre und Kriegsgöttin kommt sie nach der Schlacht, um die Hälfte der gefallenen Krieger mit sich zu nehmen. Sie bringt sie in ihren Palast Folkwang, in ihren Festsaal Sessrumnir, um zu feiern. Die andere Hälfte holt Odin. Die Rune der nordischen Göttin ist Fehu, die erste Rune des Runenalphabets. Fehu verspricht eine Belohnung für alles, was getan wurde und wird, und für jeden, der mutig seinen Weg geht. Sie steht für Wohlstand und Fülle auf allen Ebenen und ist das Versprechen, dass alles möglich ist. Fehu führt dich ins Unbekannte und zeigt dir, dass du alles beherrschen, zähmen und meistern kannst. In dieser Rune schwingt die Vollendung einer Entwicklung, das Ende eines Weges, und sie zeigt gleichzeitig auf, dass etwas Neues beginnen wird. Arbeite mit ihr: Male sie auf deinen Körper, und visualisiere sie in deinen Meditationen.

Botschaft von Freya

»Sei heldenhaft auf den schicksalhaften Pfaden, auf denen du wandelst, dann wirst du deine wahre Identität finden. Wenn du erkennst, wer du bist, wirst du auch wissen, was deine Aufgabe ist. Nur, wer sich seiner selbst bewusst ist, kann die Antwort auf die Frage ›Was ist meine Aufgabe?‹ verstehen. Das Leben bringt ständig neue Situationen hervor. Trauere dem Vergangenen, Verlorenen nicht hinterher, sondern fokussiere dich stets auf das, was es jetzt zu gewinnen gibt. Sei mutig, und gib dich dem Leben hin. Sei feinfühlig, und spüre die Impulse, die dich zum Glück und zur Fülle führen möchten. Und sei frei von Angst, denn ich bin da und halte meinen Schild schützend vor dich.«

Der braune Drache, der Freya begleitet, trägt den Namen Elska'Eld, was so viel wie »Feuer der Liebe« bedeutet.

Botschaft von Elska'Eld

»Aufsteigende und lebenserneuernde Energien fließen heute und morgen zu dir, sei wachsam, und öffne dich dafür. Es ist Zeit, dass du in dir die Kraft der vier Elemente vereinst, auf dass du die Summe ihrer Magie wirst und in deiner reinen Schöpferkraft erstrahlst. Freya und ich beschützen dich bei diesem Prozess. Alles, was du tun musst, ist, in jede Himmelsrichtung eine Kerze zu stellen, den Davidstern über deinem Kopf zu visualisieren und zu meditieren.«

LADY ROWENA & SPENCER

34

Hintergrundinformation
Lady Rowena bringt neben Barmherzigkeit Frieden, Toleranz, Freiheit und Liebe in dein Leben. Sie ist eine Aufgestiegene Meisterin und wird ab dem Jahr 2023 wieder stärker in den Vordergrund treten, um uns zu dienen und zu unterrichten. Die meisten kennen sie aus ihrer Inkarnation in Atlantis, dort war sie eine Priesterin im Tempel der Liebe und der Freiheit.

Botschaft von Lady Rowena
»Du bist auf deinem spirituellen Pfad an einem Punkt angekommen, an dem dein reifendes Bewusstsein sich um eine göttliche Fähigkeit erweitert: die göttliche Barmherzigkeit. Wenn dies geschieht, wird sich die niedere Schwingung des Mitleidens vollkommen transformieren. Wer barmherzig ist, der wird handeln, wird etwas tun. Mitleid hingegen lähmt, macht träge und zieht hinunter in die Felder von niederen Energien. Mitleid ist eine Falle, während Barmherzigkeit eine Pforte zur göttlichen Quelle allen Seins ist. Deine Barmherzig-

keit und deine Gnade allen gegenüber beweisen, dass du in das Reich der Liebe gehörst. Dort wird dir nichts und niemand deinen Platz streitig machen können.«

Rowenas Seele ist seit ihrer Erschaffung mit einem schwarzen Drachen verbunden, sie nennt ihn Spencer.

Botschaft von Spencer

»Geduld ist nicht immer deine größte Stärke, aber du wirst sie brauchen, also übe dich darin. Du kannst auf dem Pfad deiner Bestimmung immer nur einen Schritt vor den anderen setzen. Hier gibt es keine Abkürzungen. Und jene, die versuchen, Abkürzungen zu nehmen, werden weit zurückgeworfen, denn meist verlassen sie dann den Raum von Liebe und Barmherzigkeit. Habe Geduld, und sei gnädig, auch dir selbst gegenüber.«

Hintergrundinformation

Artemis, Tochter von Göttervater Zeus und Zwillingsschwester von Apollon, ist die jungfräuliche Göttin der Jagd, des Waldes und des Mondes und die Hüterin aller Kinder, Frauen und auch Tierkinder. Ihre Pfeile sind aus Sonnenlicht gemacht, sie bringen Weisheit und Wachstum. Sie senden Prüfungen zu den Menschen, auf dass sie an ihnen wachsen mögen, auf dass ihre Kraft größer werden möge und auf dass sie lernen mögen, zu verstehen, dass diese Welt eine duale Welt ist, eine Welt des Wandels, eine Welt von Licht und Schatten. Der Bogen, den Artemis trägt, ist aus dem Licht des Mondes gemacht. Er steht für innere Stille, Geduld und das tiefe Vertrauen, dass alles, was zu dir kommt, deiner Ganzwerdung dient und dich zu deiner Vollkommenheit führt. Artemis ist wild und unzähmbar. Sie ist eine Hüterin des Lebens, doch scheut sie sich nicht, auch Leben zu nehmen, wenn es dem Ganzen dient. Ihre höchste Schwingung ist das Licht der ewigen Jugend.

Botschaft von Artemis

»Ich bitte dich, opfere dein Ich-Bewusstsein, um auf dem Weg der Transformation voranzuschreiten. Jetzt ist die rechte Zeit. Dein Ego will immer nur beweisen, wie toll du bist. Zu denken, dass du nicht toll bist, macht dich unglücklich. Dein Ich-Bewusstsein führt dich in Sackgassen, in denen nichts Neues erschaffen, sondern immer wieder nur Altes in einer neuen Verpackung hervorgeholt wird. Stattdessen entfalte jetzt dein Überbewusstsein. Die Qualität deines Lebens besteht darin, in höhere Ebenen und göttliche Schwingungen vorzudringen. Lebe dein Überbewusstsein, dann wird dich eine neue Kreativität durchströmen. Neue Wege werden sich offenbaren, neue Erkenntnisse werden dich erreichen, und die Ewigkeit rückt ein Stück näher.«

Artemis ist mit der grünen Drachendame Luisa'Lu verbunden, der Name bedeutet »bedeutungsvolles Licht«.

Botschaft von Luisa'Lu

»Du stehst an der Schwelle der Wandlung, hier steht jeder allein, nur die Götter können dich nun leiten. Löse dein Ich im Licht dieser Schwelle auf, und vertraue darauf, dass du geführt wirst. Alles, was an der Oberfläche ist, wird von deinem Ego beherrscht. Deswegen führt dich dein Weg tiefer. Alles, was du bisher gefürchtet und ausgegrenzt hast, alles, was du in dir nicht sehen oder erkennen wolltest, wird deine kleine Welt sprengen und dir eine weitaus größere offenbaren.«

OYÁ & AONADH'AGHAIDAN

36

Hintergrundinformation

Oyá – auch Yansan – ist die Göttin des Windes, des Feuers, des Wandels, der Transformation und der Märkte. Ebenso ist sie die Göttin der Stürme, des neunarmigen Flusses Niger und die Schutzherrin weiblicher Führerschaft – als diese stärkt sie unsere innere Kriegerin ebenso wie unsere Mütterlichkeit. Sie kämpft mit uns gegen Ungerechtigkeit und Unterdrückung, bringt uns die Freiheit und kann uns zu unseren verstorbenen Ahnen führen. Nach den Überlieferungen stammt Oyá ursprünglich aus dem Norden des Yorubalandes in Westafrika. Oyás Festtage sind der 2. Februar, der 25. November und der 4. Dezember. An diesen Tagen ist sie all jenen, die sie rufen, nah.

Botschaft von Oyá

»Geben und Nehmen sind ein Rhythmus, sie sind wie das alte Lied der Winde und der Feuer und wie der kraftvolle Ton, der entsteht, wenn die Frauen tanzen und mit den Füßen auf die Erde stampfen. Sind Geben und

Nehmen in vollkommener Balance, entsteht göttliche Harmonie. Sind sie nicht in Balance, entstehen Blockaden. Gib, um zu empfangen, und empfange, um zu geben. Nimm dir Zeit, sinne über dieses Thema nach, und handle weise. Übergib den weiblichen Schwingungen in dir die Führerschaft über dein Leben.«

Oyá ist mit einem orangefarbenen Drachen verbunden, sein Name lautet Aonadh'Aghaidan und bedeutet so viel wie »Verschmelzen der Gegensätze«.

Botschaft von Aonadh'Aghaidan

»Noch immer bist du blockiert, kannst den Weg nicht klar erkennen, nur durch einen Schleier aus Selbstzweifeln, Wertlosigkeit und Angst, nicht geliebt zu werden. Deine erste Aufgabe ist es, aufzuhören, zu bewerten. Bewerte nichts, keine Situationen, keine Menschen. Dann handle stets nach deinen Überzeugungen, deinen Werten und deinem Herzen, und lasse dir weder etwas absprechen noch etwas überstülpen – von niemandem. Und stehe jenen zur Seite, die nicht selbst für sich einstehen können, den Kindern und den Tieren in deiner Welt.«

SANDREIA & BLU

37

Hintergrundinformation

Sandreia war vor langer Zeit Hohepriesterin in Avalon, jener Heiligen Insel, auf der weise Frauen ihr Wissen, ihre Magie und ihre Heilkräfte über Generationen weitergaben. Wie alle Priesterinnen von Avalon war Sandreia Heilerin, Medium, Lehrerin und eine sehr weise Frau. Sie hat viele der avalonischen Priesterinnen mit deren Drachen verbunden, und sie hat ihren Schülerinnen alles über die Magie der Heilpflanzen beigebracht, ein Wissen, das weit über unser heutiges Wissen hinausgeht. Sandreia ist nach ihrer Inkarnation in Avalon in den Kreis der Meister und Meisterinnen aufgestiegen.

Botschaft von Sandreia

»Du wandelst auf dem Weg der Vollendung, das bedeutet, du unterdrückst deine Wesensessenz nicht mehr, sondern lässt dich davon erfüllen. Du wirst dein Ziel erreichen und das Paradies auf Erden finden. Und doch braucht es Struktur in dieser Welt, um den Weg weiter zu beschreiten, sowie ein starkes geistiges Fundament, damit du die Kraft besitzt, allen Versuchungen zu widerstehen. Das sind jene Energien, die dich aufhalten oder gar auf Irrwege leiten wollen. Wir sind uns einst in Avalon begegnet, ich erinnere mich gut. Auch du solltest deine Erinnerung an Avalon auffrischen, denn es ist noch immer ein Ort der Weisheit, der Reinigung, der Kraft – und ein magischer Ort der Selbstfindung.«

Seit der Erschaffung ihrer Seele ist Sandreia mit dem Drachen Blu verbunden, er ist gigantisch und sehr sanft.

Botschaft von Blu

»Wer auf dem Weg der Vollendung wandelt, darf gleichzeitig auch den Weg des Vertrauens gehen. Wenn du jenen Weg nicht beschreitest, wirst du deinen Seelenplan für diese Inkarnation nicht vollenden können. Sandreia und ich sind nun bei dir, wir wollen dich das Vertrauen lehren, wir wollen dich damit erfüllen. Und wir beginnen mit einer Pause: Nimm dir Zeit, dich zu sammeln und dich zu erholen, und dann rufe uns an deine Seite.«

Hintergrundinformation

Jeder und jede von uns ist Lady Nada schon begegnet, und jeden und jede von uns hat sie berührt. Kaum eine Seele war so oft inkarniert wie sie. Sie lebte als Priesterin in Lemuria und Atlantis, als Maria Magdalena, Klara von Assisi und Hildegard von Bingen. Ihre Schwingung ist die der bedingungslosen Liebe, Dankbarkeit, göttlichen Gnade und selbstlosen Hingabe. Als Aufgestiegene Meisterin ist es ihre Aufgabe, unsere Herzen zu öffnen und zu heilen, damit wir hier auf Erden eine höhere Liebe leben können.

Botschaft von Lady Nada

»Ich möchte dich zu der einen wahren göttlichen Liebe führen. Dafür darfst du eine Reise zu dir selbst wagen. Denn die Liebe, von der ich spreche, ist ein Geschenk der göttlichen Quelle allen Seins, und du kannst sie nur tief in deinem Inneren finden – in den stillen Räumen deines Herzens, dort, wo du auch deine Wahrheit finden kannst. Meditiere. Übe dich darin, und reise nach innen. Dann, nach einer Weile, wirst du selbst zur Meditation werden, dann wirst du von Augenblick zu Augenblick leben. Es wird herrlich sein und voller Licht, und dann wird sich die tief verborgene Schatzkammer deines Herzens weit öffnen, und Liebe wird überall um dich herum sein, denn wenn du Liebe bist, wird sich nichts anderes als Liebe in dir spiegeln können.«

Lady Nada ist mit der wundersamen Drachendame Prudence verbunden. Prudence ist eigentümlich, sie hält sich in vielen Zeitebenen gleichzeitig auf, und ab und an vermischt sie die Gespräche, die sie in den unterschiedlichen Ebenen führt. Prudence ist ein wahrhaft zeitloses Wesen, und sie ist voller Humor.

Botschaft von Prudence

»Wir sind gekommen, um dich daran zu erinnern, dass du viel öfter lachen solltest. Lasse nichts, was keinen Humor besitzt, nah an dich heran, allein bei dem Gedanken daran kräuselt sich mir das Fell. Lasse uns gemeinsam fröhlich sein. Beginne einfach damit, immer zu lächeln. Nein, das ist keine schwere Übung, es ist lediglich eine Entscheidung.«

Hintergrundinformation
Meister Kuthumi war ein Brahmane. Er reiste unter anderem nach Europa, um seine Lehren zu verbreiten, und lebte zuletzt in Kaschmir. Als Aufgestiegener Meister ist er ein sehr wichtiger Lehrer für alle Menschen. Er lehrt uns Freundlichkeit, Leichtigkeit und Freude. Wenn uns sein Licht berührt, spüren wir tiefe Verbundenheit mit allem, was ist, und einen tiefen inneren Frieden. Kuthumi erinnert uns gern daran, dass wir auch mit Tieren und Pflanzen sprechen können.

Botschaft von Kuthumi
»Nun ist die Zeit gekommen, da du erneut für eine Weile mein Schüler, meine Schülerin sein wirst. Komme zu mir, und tauche in meine Energie ein, ich will dich das Lachen und die Leichtigkeit des Seins lehren. Wer lächelnd durch sein Leben geht, wird erkennen, dass es voller Frieden ist. Lächeln und Frieden gehen Hand in Hand, wusstest du das? Wir wollen beginnen: Lächle jetzt … Lächle noch mehr … Und dann schließe deine Augen, und atme das gelbe Licht, das ich dir nun sende, tief in deinen inneren Tempel hinein. Atme lächelnd

das gelbe Licht mit mehreren Atemzügen ein und aus. Und wenn du so weit bist, sieh mich an, und wir lächeln gemeinsam.«

Kuthumi wird von einer wunderschönen Leopard-Drachendame begleitet. Kuthumi nennt seinen Drachen Khajana, was so viel wie »Schatz« bedeutet.

Botschaft von Khajana
»Wir sind gekommen, um dich mit Freude und Leichtigkeit ein Stück des Weges zu begleiten. Wir bringen dir die höchste Form der Transformation. Es ist die Art von Transformation, die sich leicht und gut anfühlt und dich mit absoluter Klarheit erfüllen wird. Folge Kuthumis Lehren. Es ist Zeit für Veränderung, und es ist Zeit, alle Schwere in dir und um dich herum loszulassen. Der erste Schritt dazu besteht darin, dass du dich dafür entscheidest.«

ASHTAR SHERAN & TURBO

40

Hintergrundinformation

Wer ist Ashtar Sheran? Diese Frage haben sich schon viele Menschen gestellt. Manche behaupten, er käme aus dem Doppelsternsystem Alpha Centauri. Fragt man ihn danach, grinst er nur und gibt keine Antwort. Vermutlich soll keiner wissen, woher genau er kommt, dann kann auch niemand, der unwürdig ist, dorthin reisen, um eine der übermächtigen Energien zu nutzen, die man dort finden kann. Ashtar Sheran ist der »Kommandant« einer großen Flotte von mehreren Lichtschiffen, und er ist ein Botschafter des Friedens. Er ist gekommen, um uns in eine Evolutionsstufe zu leiten, in der wir die Fähigkeit entfalten werden, absolut saubere Energieformen und nachhaltige Technik zu entwickeln.

Botschaft von Ashtar Sheran

»Sei gegrüßt, Freund, sei gegrüßt, Freundin. So lange kennen wir uns schon, haben vieles gemeinsam erlebt. So oft nenne ich lachend und mit Liebe in meinem Herzen deinen Namen, wenn ich von vergangenen Erlebnissen berichte. Jetzt ist der Augenblick gekommen, unsere Freundschaft zu erneuern. Erinnere dich an das wundervolle Gefühl einer Freundschaft, die von der reinsten Liebe genährt wird, die pur und klar, frei von Bedingungen oder Bewertungen ist. Ich nehme dich so, wie du bist, du akzeptierst mich so, wie ich bin, so war es schon immer, und so wird es immer sein. Jetzt erschaffe solch eine Freundschaft zwischen dir und all den Menschen um dich herum, und du wirst eines der reichsten Wesen im Universum sein. Darüber hinaus wirst du Frieden finden und bringen.«

Ashtar Sheran ist seit der Erschaffung seiner Seele mit dem Drachen Turbo verbunden.

Botschaft von Turbo

»Einst, vor sehr langer Zeit, wurde all das Wissen von Lemuria und Atlantis in meinen Schuppen gespeichert. Ich trage dieses Wissen nun zu euch, zu den Menschen, die offen dafür sind. Nimm es auf, das Wissen über reine Techniken, auch wenn du kein Wissenschaftler bist. Du wirst es in deinem Lichtkörper tragen und es eines Tages an eine Person weitergeben, die es umsetzen kann. Meditiere, rufe Ashtar Sheran und mich zu dir, und erlaube uns, deinen Lichtkörper vorübergehend als Speicher zu nutzen. Es wäre eine große Hilfe und ein Freundschaftsdienst der Erde gegenüber.«

EIR & OTHALA

41

Hintergrundinformation

Eir ist die Göttin der Barmherzigkeit und der Heilkunde. Sie lebt auf dem Hyfiaberg, dem Berg der Heilung. Sie ist die beste Heilerin unter den Asen, den germanischen Göttern. Sie bildet Heiler und Heilerinnen in allen Welten, in allen Zeiten und in allen Dimensionen aus. Eir ist zudem die beste Freundin von Freya und ebenso wie diese eine Walküre. Die Walküren tragen Krieger und Kriegerinnen, die auf dem Schlachtfeld fallen, nach Walhalla. Eir jedoch ist zumeist damit beschäftigt, jene, in denen noch ein letzter Hauch von Leben ist, zu heilen. Freya beobachtet dies stets mit einem Lächeln auf den Lippen. Eir bewundert Freya und ist ihr oft zu Diensten. Die Energie von Eir gleicht der der Schicksalsrune Naudhiz.

Botschaft von Eir

»Es ist möglich, das Rad des Schicksals zu beeinflussen. Du tust dies, indem du deine Gedanken, Worte und Taten änderst. Du kannst aber auch in der Meditation zu den Schicksalsweberinnen reisen und sie um einen lichtvollen Pfad bitten. Bitte Skuld, jene Schicksalsweberin, die die Fäden deiner Zukunft in Händen hält, jene neu zu verweben. Skuld ist den Menschen wohlgesinnt, sie wird dich erhören, wenn dein Herz von Liebe erfüllt ist. Aber auch du selbst kannst dein Schicksal lenken. Ich, Eir, bringe dir jetzt Magie und Einweihung. Magie ist die Fähigkeit, das Schicksal zu beeinflussen und auf diesem Weg neues Wissen zu erlangen. Erkenne deine Göttlichkeit, und nimm dein Los selbst in die Hand. Du kannst das Rad des Schicksals in das Rad des Glücks verwandeln.«

Eir ist mit der anmutigen Drachendame Othala verbunden.

Botschaft von Othala

»Auf dem Weg der Magie wirst du allein mit deinem Willen das Königreich des Friedens hier auf Erden erschaffen. Wisse, dass deine jetzt verinnerlichte und angewandte Magie mit dem Übergang in ein neues Leben nicht verloren geht.«

KONFUZIUS & XÌNGFÚ

42

Hintergrundinformation

Konfuzius lebte in China und widmete sich den zentralen Fragen des Lebens. Er war ein großer Lehrmeister und ein sehr weiser Mann. Sein Bestreben war es stets, die Würde des Menschen zu bewahren und eine gerechte Welt für alle zu erschaffen. Konfuzius ist der Meister der Menschlichkeit, er bringt uns Wissen, Wahrheit, Klarheit und Weisheit.

Botschaft von Konfuzius

»Du bist ein weises und wissendes Wesen, du bist göttliches Licht, ein Geschöpf ohne Begrenzungen und erfüllt von Ewigkeit. Dieses Wesen, das du bist, ist nun angebunden an dichte und sterbliche Materie, das ist zuweilen nicht einfach. Aber wer sich selbst spürt und den Weg der Selbstmeisterung geht, wird die Wahrheit des Urwissens als die seine erkennen. Lerne, lies, meditiere, und arbeite an deinen Chakren. Dehne dich aus, damit ein Hauch von dem, was du in Wahrheit bist, aus dieser dichten und sterblichen Materie hinaus in die Welt leuchten kann. Zum Wohle aller!«

Der violette Drache an Konfuzius' Seite ist sein wichtigster Lehrer. Konfuzius nennt ihn liebevoll Xìngfú, was »Glück« bedeutet.

Botschaft von Xìngfú

»Freue dich auf die bevorstehende Bewusstseinserweiterung, freue dich auf den Kontakt mit deinem göttlichen Bewusstsein. Du kannst das Bewusstsein, das du bist, in jedem Moment spüren, in dem du Weisheit erlangst. Bitte deine Seele um ein einweihendes Licht, denn von ihr fließen mannigfaltige Energien zu dir, die dein Sein ausdehnen und dein Bewusstsein erweitern können.«

ROSMERTA & ABUNDÁNZ

43

Hintergrundinformation

Rosmerta ist eine keltische Göttin der Fruchtbarkeit, des Reichtums, des Wohlstands und der Fülle. Sie wurde besonders im Südwesten Britanniens, im östlichen Teil Galliens und entlang der Flüsse Rhône und Rhein verehrt. Rosmerta ist oft in der Gesellschaft des römischen Gottes Mercurius zu sehen. Sie zeigen uns, dass Gottheiten aus unterschiedlichen Kulturen zusammenwirken können. Sie sind das Symbol für religiöse Toleranz und Großzügigkeit. Rosmerta steht für Geben und Nehmen, die immer ausbalanciert sein sollten. Nur, wer in Bezug darauf im Fluss ist, kann Fülle und Reichtum empfangen. Rosmerta ist auch eine Göttin des Feuers und der Wärme sowie eine Blumengöttin. Sie ist die Schutzpatronin aller freien und unabhängigen Frauen.

Botschaft von Rosmerta

»Prüfe, ob du auf allen Ebenen auf Empfänglichkeit eingestellt bist. Kannst du gut annehmen, ohne ein ungutes Gefühl zu haben und ohne gleich unbedingt etwas zurückgeben zu wollen? Meine Energie schwingt in der letzten Karte dieses Kartensets und weist damit auch auf Vollendung hin. Mit der Vollendung kommen die Fülle, die Weisheit und das Glück zu dir. Mit der Vollendung findet der oder die Suchende das Paradies. Alle Lektionen sind gelernt, vielleicht sind noch nicht alle Prüfungen verstanden und bestanden, aber wann immer du diese Karte ziehst und auf Empfänglichkeit eingestellt bist, wird dir die Möglichkeit einer Einweihung oder einer großen Bewusstseinserweiterung angeboten.«

Rosmerta ist mit dem machtvollen Drachen Abundánz verbunden.

Botschaft von Abundánz
»Du bist, was du bist: ein funkelndes Seelenlicht. Sei frei, sei glücklich, tue alles dafür, den Pfad der Glückseligkeit zu gehen. Er beginnt jetzt und liegt direkt vor deinen Füßen, du brauchst nur noch einen Schritt in die richtige Richtung zu tun, und ein Wunder wird geschehen. Also sei weise, sei schlau, und betrachte dich ganz genau: Welche Entscheidung sollte jetzt getroffen werden? Sie wird den Rest deines Lebens formen.«

Über die Autorin

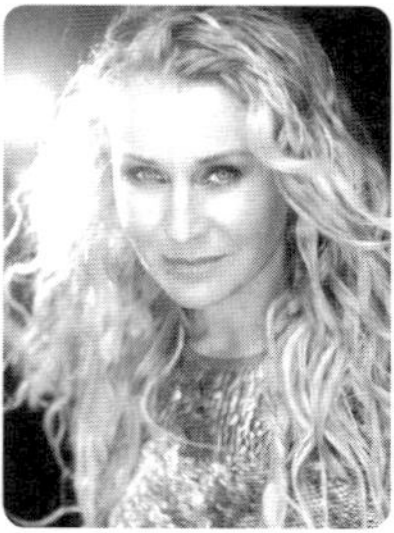

Christine Arana Fader, die »Drachenfrau«, wurde im Jahr 2000 von der Geistigen Welt mit der Drachenenergie verbunden. Zehn Jahre lang wurde sie von lichtvollen Wesen und den Drachen geschult, bis sie 2010 mit ihrer Arbeit an die Öffentlichkeit ging. 2009 begann sie, Weisheiten und Trancereisen zu notieren. Von da an führte sie die Geistige Welt zurück nach Avalon, zu den Elben und zu weisen geistigen Lehrern. Die Energien von Avalon, der Heiligen Insel, schenkten ihr Kraft, Kampfgeist und den Mut, neue Wege zu gehen. Mit ihren Workshops, Büchern und Kartensets möchte sie die Weisheiten und die Botschaften, die sie von der Geistigen Welt erhält, mit allen teilen, um in die Herzen der Menschen einen lichtvollen Samen für eine Neue Welt zu pflanzen.

www.goldkamille.de

Drachen sind unsere Seelenbegleiter

Schirner Verlag

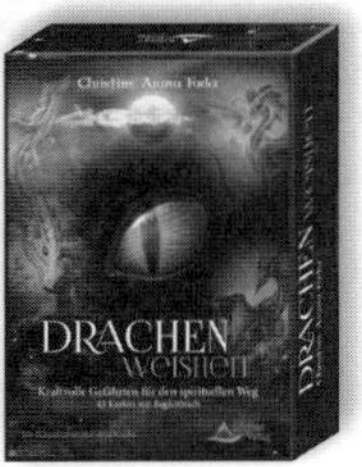

Christine Arana Fader
Drachenweisheit
Kraftvolle Gefährten für den spirituellen Weg

Set mit Buch und 43 Karten
ISBN 978-3-8434-9054-2

Einst gab es eine magische Zeit voller Wunder und mystischer Wesen. Mit den Drachen kehrt sie zurück: Als Weggefährten, Seelenbegleiter und weise Ratgeber stehen sie uns zur Seite und nehmen uns mit in ihre glanzvolle und geheimnisvolle Welt der Liebe, der Abenteuer und der Magie. Christine Arana Fader lädt Sie mit diesem Kartenset zu meditativen Reisen in die eindrucksvolle Welt der Drachen ein. Auf diesem spirituellen Weg werden Sie auf Ihren persönlichen Drachen treffen, altbekannte, aber auch neue Orte aufsuchen und wertvolle Erfahrungen sammeln.

Die Welten der Elben, Priesterinnen und Meisterinnen

Schirner Verlag

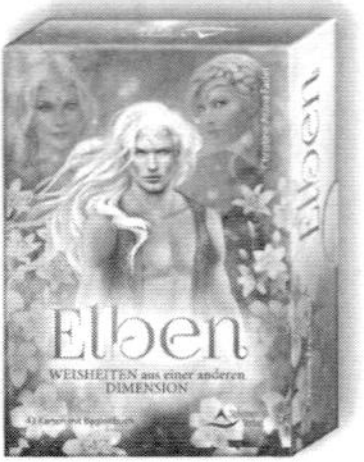

Set mit Buch und 43 Karten
ISBN 978-3-8434-9124-2

Christine Arana Fader
Elben
Weisheiten aus einer anderen Dimension

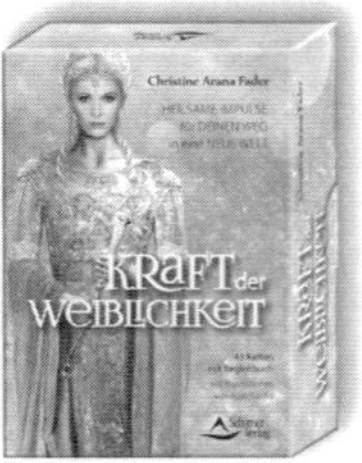

Set mit Buch und 43 Karten
ISBN 978-3-8434-9070-2

Christine Arana Fader
Kraft der Weiblichkeit
Heilsame Impulse für deinen Weg in eine neue Welt